食品安全問題の経済分析

中嶋康博 著

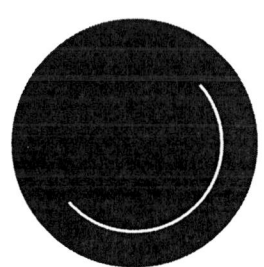

日本経済評論社

まえがき

　誰もが危険な食品を口にしたくはない．だから食品の安全性に対して関心の低い人はいないはずである．ただし人々の関心には波がある．
　BSE 感染が明らかになった時，新聞やテレビでは毎日のように大量の記事や番組が報道されて，ほとんどの人はみな不安に陥っていた．しばらくすると報道もおさまり少し落ち着きを取り戻したが，今度は偽装表示事件が発覚して，またぞろ食品の危険情報を眼にして不信感を募らせることになった．
　寄せては返すその波は，台風の高潮のような時もあれば，湖面のさざ波程度のこともある．ここ数年は，さながら波間にただよう小舟にのって転覆するかもしれないと不安な日々を過ごすかのようであった．
　不幸な事故や不安な事件を深刻に受けとめて，わが国の食品安全行政の再点検が行われた．2003 年に食品安全基本法が制定されると同時に，牛肉のトレーサビリティ制度が整備されつつある．それら改革の方向は，力点のおき方や進み具合に違いはあるけれども，すべての先進国が目指しているものと同じである．この数年で確実に潮目は変わった．
　危険な食品が放置されたままなどということはない．言うまでもないことだが，これまでも食品安全制度はわれわれの生命と生活を守ってきた．客観的に統計で判断するならば，安全度は確実に向上しているであろう．しかし，時には世の中を揺るがす大事件が起きることもある．社会の変化や科学技術の進歩が速すぎて，安全対策が遅れてしまい，安全管理面にいくつか穴があることも間違いない事実である．それまでの制度では対処できないことが増えてきている．
　今や食品安全問題は経済問題の 1 つである．私たちの食生活には，食品添加物，農薬，GMO，クローン体，環境ホルモンなど，懸念すべきことが山

ほどある．何から手をつけて対策を講じるべきなのであろうか．予算も組織も要員も限られているから，優先順位を付けて取り組まなければならない．まさに経済的な検討が必要なのである．

　筆者は，本格的に食品の安全問題を分析し始めてから5年ほど経つが，はじめのうちわが国では手本になる研究が乏しく，どのように取り組んでいくのかすら不明であった．幸いにして，アメリカには見るべき研究がすでに数多くあり，分析の切り口としては，大きく3つほどのアプローチがあった．

①食品安全に関する実証的な需要分析
②食品安全政策の費用便益分析
③食品安全をめぐる貿易制度の規範分析

　安全制度の分析をしていて気づくのは，食品をめぐる安全問題は食品衛生が中心課題であるのだが，同時に公衆衛生，動物衛生，植物衛生，環境安全の4分野が互いに密接に関連していて，本格的な分析を行うには，学際的な知識と農場から食卓までの幅広い理解が求められることである．この点，農学部に籍をおくことは，研究を進める上で強みだと感じることもある．

　ところでわが国の食品安全の問題を考えていく上で，食品衛生法による食品安全制度は少々分かりにくい．食品の安全政策に関わる事項のほとんどが，食品衛生法に詰め込まれてしまっている．例えば欧州の食品法の枠組みでは，食品衛生とは微生物の危害，食品安全とは化学物質の危害と区別している．

　もう1点，食品安全問題を議論する上で注意しなければならないことは，表示制度をはじめとする食品行政一般が，食品安全制度にとって非常に重要な補完的制度だということである．偽装表示問題がまさにその例であるが，いわゆる安全・安心を確保するには，単に安全対策を技術的に強化すればすむというわけではない．対策の遵守を誘導するための制度を用意していなければならない．しかし，食品行政は品目や危害によってその姿は様々であるため，全体像を把握することすら容易ではない．表示問題，表示制度の重要性は認識しているが，本書では本格的な分析をすることを控えた．

まえがき　v

　本書は3部構成になっている．はじめの3章はいわば分析枠組み篇である．フードシステムの視角から食品安全性をどのように把握し考察したらよいのか，もっぱら分析のフレームワークづくりとそのための現状把握に努めた．

　第1章「フードシステムの構造変化」では，わが国の食料消費の動きと食品産業の特徴について検討した．食生活の実態，食品事業者の構造と行動は，食品安全を大きく左右する基礎要件である．

　第2章「フードシステムの深化と安全問題」では，食の安全問題において情報がもつ重要性をあらためて指摘して，この後の分析の基本的な枠組みを提示した．食品の安全問題が深刻になった原因の1つは，農と食の距離が広がったことだといわれていることに着目し，ここではまずフードシステムの発展は食の外部化であることを明らかにした上で，食品安全問題は情報の不完全性が引き起こす市場の失敗であること，そして安全対策とはその市場の失敗を補正することであると経済問題として定式化した．

　第3章「食品安全政策の経済学」では，安全問題の経済学的な分析視角と枠組みを示した．まずこれまでの食品安全政策に関する文献をレビューして，需要理論，経済性分析，国際制度の3つの視点から整理した．また先進国で広く適用されるようになったリスク分析を取り上げて，WTO（世界貿易機関）協定の下での国際的な衛生制度について検討を行った．

　次の3章は，制度分析篇である．

　第4章「EU食品安全制度の理念と新食品法の成立」では，EUが進めてきた食品安全制度の改革課程とその内容を包括的に分析した．EUは，93年の市場統合前後に，精力的に食品安全制度の見直しを行った．その最中の90年代後半に起きたBSE危機によって，食品安全制度の枠組みを抜本的に変えることになった．その経緯を吟味し，EUの食品行政改革の精神と改革後の枠組みについて考察した．この流れを正しく理解するには，EUの政治機構と経済機構の特殊性に留意しなければならない．ここでは，食品法緑書，食品安全白書，食品法一般原則を軸に議論を追っている．

　第5章「EU食品衛生行政と農業・食品産業への影響」では，安全制度の

中の食品衛生制度に焦点を絞って，90年代以降のEUの改革過程を分析した．衛生制度の改革には，行政だけでなく民間部門も自主的かつ積極的に取り組んでいる．国際的な取引の進展が，これら制度改革に拍車をかけている面にも注意すべきである．一連の制度改革が農業や食品産業へ与える影響についても言及した．

第6章「わが国における食品の安全・品質制度の展開」では，食品衛生法とJAS法（農林物資の規格及び品質表示の適正化に関する法律）を中心に歴史的な展開課程を紹介しながら，わが国の食品安全制度の枠組みを検証した．また最近の食品安全基本法をはじめとする安全制度改革の内容についても検討を加えた．

最後の3章は，ケーススタディ篇である．

第7章「BSE対策の成果と安全行政への課題」では，英仏におけるBSEの発生から混乱，そして対策の確立までを追跡していくことで，BSEが畜産経済に与えた影響と制度的・経済的課題を明らかにした．BSE問題の考察にとって，フードシステム的視点は有効であり，BSE対策の焦点が何かを明確にしてくれる．

第8章「生協産直の経済分析」では，品質認証やトレーサビリティの役割に注目しながら生協が進めてきた青果物の産直事業を検討した．産直品は有機栽培品や特別栽培品であることが多いが，そのことが産直事業のあり方にどのように影響するかについて企業分析的な視点から考察を加えた．生協の事業活動は，店舗と無店舗（共同購入）の2種類のビジネスモデルから構成されるユニークなものである．それぞれの部門にとっての産直事業の意義についても言及した．

第9章「HACCPの経済分析」では，これまでHACCP制度については技術的な説明が多かったが，ここであらためて経済制度的観点からの特徴を明らかにした．HACCP方式はこれまでの食品衛生管理を一新する革新的なシステムであり，新たな食品安全制度の核になる重要な概念かつ手段である．ここでは，まず費用便益的な視点からHACCP制度について理論的モ

デル分析を行い，HACCP 導入をめぐる問題点を考察した．そして，中食産業の HACCP 導入事例のケーススタディを行い，HACCP の意義と効果について多面的な検討を加えた．中食産業で HACCP を導入することは確かに難しいが，衛生管理面からみて効果は大きいことが判明した．

本書は，この 5 年間に発表した以下の論文をもとにしている．

第 1 章：「食料消費の変化とフードシステムの構造変動」『浦上財団研究報告書』Vol. 6, 1998 年, pp. 46-56, （荏開津典生氏・生源寺眞一氏と共著）「フードシステムの産業組織論分析」髙橋正郎・斎藤修編『フードシステム学の理論と体系』農林統計協会, 2002 年, pp. 53-68（森田明氏と共著）

第 2 章：「食の安全性とフードシステム」『フードシステム研究』第 6 巻 2 号, 1999 年, pp. 83-95

第 3 章：「グローバル時代の食品安全性問題と公共政策の役割―欧州農業界・農業経済学界の動向を踏まえて―」『農業経済研究』第 74 巻第 2 号, 2002 年, pp. 32-43

第 4 章：「EU における食品安全政策の改革」『月刊 HACCP』第 8 巻第 6 号, 2002 年, pp. 45-50,「EU 新食品法と機構改革」『農業と経済』第 68 巻第 14 号, 2002 年, pp. 129-138,「新たな展開を見せる EU 食品安全制度」『平成 12 年度海外食料農業情報分析検討欧州地域食料農業情報調査分析事業実施報告書』国際農業交流・食糧支援基金, 2001 年, pp. 105-123

第 5 章：「EU 食品安全行政と農業・食品産業への影響」『農村と都市をむすぶ』No. 621, 2003 年, pp. 27-38,『ヨーロッパにおける畜産物安全・安心システムの構築』国際農業交流・食糧支援基金, 2003 年

第 6 章：「食品の安全・品質認証制度の展開」『農業市場研究』第 12 巻第 2 号, 2003 年, pp. 13-24

第 7 章：『EU の食品安全政策の動向と畜産物の安全対策について―英仏における BSE の実態―』国際農業交流・食糧支援基金, 2002 年

第 8 章：「生協産直における品質管理の実態と課題―生協版トレーサビリティーの評価―」日本生活協同組合連合会『組合員の期待に応える生協農産産直』コープ出版, 2000 年, pp. 19-30,「生協産直における安全性とトレーサビリティー問題」『生活協同組合研究』第 294 号, 2000 年, pp. 13-18,「特別栽培品の契約取引における誘引制約―生協の農産産直を題材にして―」稲本他編『農と食とフードシステム』農林統計協会, 2002 年, pp. 212-226

第9章:「中食産業におけるHACCP型衛生管理の実態と課題」(成繁新治氏と共著)『長期金融』第88号,2003年,pp.53-65,「HACCPの経済学的考察」『長期金融』第88号,2003年,pp.66-78

　1冊の書籍にまとめるにあたって,全文を見直して構成を変えた.原文をそのまま引用した部分もあるが,一部統計を入れ替え,新たな事実を書き加えたところも多い.共著者の方々には,このような形で利用することを快く承諾していただいた.感謝申し上げたい.

　もともとそれぞれの論文は,別々に書かれたものである.内容の重複する部分は極力取り除くようにしたが,しかし議論の展開上必要であったり,またできるだけ各章が独立して読むことができるように心がけたこともあったりして,若干の繰り返しが残っていることをご容赦いただきたい.

　本書を出版するに当たり,日本経済評論社の清達二氏に心より感謝申し上げる.清さんとは以前に小西孝蔵氏と共監訳した『アメリカのフードシステム』以来のお付き合いである.実を言うと著者はそのころフードシステム・アプローチにやや懐疑的であったのだが,その本の翻訳をきっかけにしてフードシステム研究を本格的にはじめる覚悟ができた.その同じ出版社から初めての単著を上梓することに因縁と必然とを感じる次第である.

　なお本書刊行には,2003年度の日本学術振興会科学研究費(研究成果公開促進費)の助成を受けた.記して謝意を表したい.

目　次

まえがき

第1章　フードシステムの構造変化 …………………………… 1

1. はじめに　　　　　　　　　　　　　　　　　　　　　　1
2. 家計食料消費の変容　　　　　　　　　　　　　　　　　1
   2.1　変化の概要　1
   2.2　世代要因の析出　6
3. 食品製造業の産業組織　　　　　　　　　　　　　　　　9
   3.1　食料関連産業の付加価値額　9
   3.2　産業構造の変化　11
   3.3　食品製造業の中小企業性　14
4. おわりに　　　　　　　　　　　　　　　　　　　　　　20

第2章　フードシステムの深化と安全問題 …………………… 23

1. はじめに　　　　　　　　　　　　　　　　　　　　　　23
2. 食行動と品質問題　　　　　　　　　　　　　　　　　　24
   2.1　食行動の分解と外部化　24
   2.2　フードシステムと食の外部化　25
   2.3　食の外部化と食品の品質　25
3. 消費行動と情報　　　　　　　　　　　　　　　　　　　27
   3.1　品質情報の不完全性　27
   3.2　外部化と情報の不完全性　28
   3.3　品質要素としての安全情報　29

  3.4 探索財・経験財・信用財　30
 4. 安全と安心の基本モデル　32
  4.1 食の安全性の特殊要因　32
  4.2 安心度の分解　33
  4.3 安全度とその揺らぎ　33
  4.4 危険に対する主観的評価　34
  4.5 揺らぎに対する主観的判断　35
 5. 安全対策の経済学　35
  5.1 安全対策の価値　35
  5.2 安全便益の帰着　36
  5.3 HACCP の意義　37
  5.4 トレーサビリティの可能性　37
 6. おわりに　39

第3章　食品安全政策の経済学 …………………………… 43

 1. はじめに　43
 2. 食品安全問題のミクロ経済学　44
  2.1 食品安全性の解剖　44
  2.2 食品安全の需要理論　45
  2.3 食品安全政策の経済分析　47
  2.4 欧米における食品安全性研究　50
 3. 国内食品安全対策の再編　52
  3.1 食品安全政策の要素　52
  3.2 規制と経済的誘因　52
 4. 食品安全対策の国際協調　57
  4.1 SPS 措置の制度的変遷　57
  4.2 SPS 協定の原則　58
  4.3 SPS 原則を超えた課題　60

5.　お わ り に　　　　　　　　　　　　　　　　　　　　　　　63

第4章　EU食品安全制度の理念と新食品法の成立 …………… 67

　　1.　は じ め に　　　　　　　　　　　　　　　　　　　　　　　67
　　2.　EUの食品行政　　　　　　　　　　　　　　　　　　　　　67
　　　2.1　EU食品法と健康・消費者保護総局　67
　　　2.2　食品家畜衛生事務所　70
　　3.　EUにおける食品政策改革の取り組み　　　　　　　　　　71
　　　3.1　EU食品法の一般原則に関する緑書　71
　　　3.2　食品安全白書　73
　　　3.3　リスク分析体制　78
　　4.　欧州食品安全機関の発足　　　　　　　　　　　　　　　　78
　　　4.1　食品法一般原則　78
　　　4.2　欧州食品安全機関　79
　　　4.3　科学委員会　82
　　　4.4　早期警戒システム　83
　　　4.5　中東欧加盟　84
　　5.　お わ り に　　　　　　　　　　　　　　　　　　　　　　　85
　　補論　ヨーロッパの法制度　　　　　　　　　　　　　　　　　86

第5章　EU食品衛生行政と農業・食品産業への影響 ………… 89

　　1.　は じ め に　　　　　　　　　　　　　　　　　　　　　　　89
　　2.　公 的 検 疫　　　　　　　　　　　　　　　　　　　　　　　90
　　　2.1　共通市場とニューアプローチ　90
　　　2.2　非動物由来食品の公的検疫システム　91
　　　2.3　動物由来食品の公的検疫システム　92
　　　2.4　共同体検疫体制　92
　　3.　食品衛生規制　　　　　　　　　　　　　　　　　　　　　　93

3.1　現在の衛生指令　93
　　　3.2　食品衛生規則パッケージ　94
　　　3.3　農業の衛生義務　96
　　　3.4　適用除外条項　96
　　4.　民間主導による安全・衛生対策　　　　　　　　　　　　97
　　　4.1　オランダにおける安全・衛生管理システム　97
　　　4.2　EUREPGAP　99
　　　4.3　新しい動き　100
　　5.　おわりに　　　　　　　　　　　　　　　　　　　　　101

第6章　わが国における食品の安全・品質制度の展開　………… 105

　　1.　はじめに　　　　　　　　　　　　　　　　　　　　　105
　　2.　事件・事故と食の信頼　　　　　　　　　　　　　　　106
　　　2.1　事故・違反の実態　106
　　　2.2　違反の起こる背景　109
　　　2.3　違反と価格差　110
　　　2.4　高まる不安とその要因　113
　　3.　食品安全・品質行政　　　　　　　　　　　　　　　　114
　　　3.1　戦後の安全問題　114
　　　3.2　食品衛生法制定　115
　　　3.3　JAS法制定　117
　　　3.4　制度分化　117
　　4.　新しい食品行政　　　　　　　　　　　　　　　　　　119
　　　4.1　食品衛生法改正　119
　　　4.2　JAS法改正　123
　　　4.3　食品安全基本法制定　124
　　5.　おわりに　　　　　　　　　　　　　　　　　　　　　125
　　補論Ｉ　違反の経済学　　　　　　　　　　　　　　　　　126

目　　次　　xiii

補論 II　安全権の確立とパブリック・ドメイン問題　　131

第7章　BSE対策の成果と安全行政への課題 …………………… 139

1. はじめに　　139
2. 牛肉のフードシステム　　140
3. イギリスのBSE対策　　142
   - 3.1　混乱したイギリスの初期BSE対策　142
   - 3.2　フィレンツェ合意　144
   - 3.3　イギリスにおける対策の実施状況と今後　147
   - 3.4　イギリスの食肉消費　149
4. フランスのBSE対策　　151
   - 4.1　発症状況と対策の経緯　151
   - 4.2　フランスにおけるトレーサビリティの役割　154
   - 4.3　フランスのBSE 2000年危機　156
5. おわりに　　159

第8章　生協産直の経済分析 …………………………………… 163

1. はじめに　　163
2. 安全・安心と消費者情報　　164
   - 2.1　消費者のとっての安心　164
   - 2.2　認知可能性　166
   - 2.3　品質間の代替と補完　169
3. 生協産直の実態　　169
   - 3.1　産直の進展度　169
   - 3.2　産直青果物の定義と考え方　171
   - 3.3　産直品における品質問題と課題　173
   - 3.4　産直品の検証　173
   - 3.5　安全性確保への取り組み　174

4. 品質向上における課題　178
　4.1 生協における品質管理の必要性　178
　4.2 フードシステムからみた品質管理　178
　4.3 生協版トレーサビリティ　180
　4.4 安全性プレミアムと産地との連携　182
5. 産直契約の経済モデル　185
　5.1 農家の意思決定　185
　5.2 特別栽培契約の背景　187
　5.3 試行的取引から安定調達への転換　188
　5.4 トレーサビリティの確保　190
6. お わ り に　191

第9章　HACCPの経済分析　195

1. は じ め に　195
2. HACCP制度の構造　195
3. HACCP制度の経済学的考察　198
　3.1 製品の規格と経済効率性　198
　3.2 HACCP製品の市場分析　200
4. HACCP手法の費用便益　204
　4.1 リスク分析　204
　4.2 留 意 点　207
　4.3 便益帰着の問題　207
5. 中食HACCPの実態と課題　212
　5.1 中食HACCPの意義　212
　5.2 急伸する中食　212
　5.3 中食産業の構造と技術・商品特性　214
　5.4 中食産業におけるHACCP導入上の課題　218
　5.5 中食産業におけるHACCPの便益　220

5.6 量販店の果たす役割 222
6. おわりに 222

引用文献 225
あとがき 233
索　引 238

第1章　フードシステムの構造変化

1. はじめに

　わが国の食生活は戦後急速な変化をみせた．それは食の外部化である．現在では，家庭での調理時間を短縮する食品や家庭では味わえない食事を求めることが多い．人々は身近なところで手に入るものでは飽き足らず，より新鮮な食材や目新しい食品を広く積極的に追い求めるようになったのである．

　本章ではまずこの四半世紀の間に起こった食の外部化の現象を検討する．次に食品産業の市場構造と市場成果の変化を確認しながら，食の外部化が食品産業に与えた影響を明らかにする[1]．

2. 家計食料消費の変容

2.1 変化の概要
(1) 実質消費の変化

　総務省「家計調査」によると，1970年から1995年までの25年間に穀類，野菜類の消費が減少し，調理食品や外食の消費が増加している．家計における世帯員1人当たり実質消費の変化をみると，食料消費平均1.14倍，年率でみると0.5％とわずかな変化であるが，依然として増加している．もっとも増加しているのは調理食品で2.46倍，次いで外食1.60倍，飲料1.50倍，肉類1.46倍と続く．一方で穀類0.74倍，魚介類0.89倍，野菜・海藻類0.93

倍，果物 0.92 倍と伝統的な食生活を象徴する品目が減少している．

　家庭の食生活に構造的変化が起きている．この現象を食事の西洋化と解釈する考え方もある．しかし非伝統的な食品群で著しく増加したのは肉類だけで，乳卵類は 1.12 倍，油脂・調味料は 1.21 倍にすぎない．最近の外食産業の動向をみても，和食のファミリーレストランや寿司などの売り上げが伸びており，料理の食材としてみると必ずしも伝統的な食品群が敬遠されているわけではない．

　家庭消費は調理を外部化した食品を選択する傾向にあることが，食料消費の構成比の推移から確認できる．30 年前にさかのぼり 1965 年以降の家庭における食料品の支出構成を調べてみると，穀物と生鮮食品の割合は低下，加工食品と外食の割合は上昇，飲料・酒の割合は一定である．70 年代以降の変化は外食を除くとややゆっくりとしたペースとなる．上記の実質消費と比べると変化がそれほど大きくないのは，価格の動きが影響している．消費量変化の方向と価格変化の方向が反対であるため互いに相殺されたのである．

　伝統的な食品群はこの 25 年間で相対的に割高な商品になる一方，非伝統的食品群は割安になっていった．消費者物価指数のデータから，各食品の 1970 年から 1995 年の 25 年間の価格の相対的な動きを調べた．この値が 1 ならば 25 年間の食料品全体の価格の伸び率と一致する．伝統的な食品群では，穀類 1.01，魚介類 1.22，野菜・海藻 1.14 と食料品平均の上昇率を超えている．一方で非伝統的食品群では，肉類 0.71，乳卵類 0.63，果物 0.89，油脂・調味料 0.76，飲料 0.75，酒類 0.80 と食料品平均の上昇率を下回っている．

　ところが外部化の象徴である調理食品は 1.19，外食は 1.24 と平均を上回る大きな上昇率を記録している．ほとんどの食品において，実質消費の変化と相対価格の変化との間で逆相関の関係が観察されているのだが，調理食品や外食の価格は大きく上昇しているにもかかわらず消費量が伸びている．価格要因以外の影響が特に大きかったといえるだろう．

(2) 消費変化の分類

荏開津・時子山［1994］の分析に従えば，家庭における食料消費の構造変動は次の4つの現象に分類できる．

高級志向 所得の上昇によってより単価の高い食品へ消費が変化した．単価について3つの視角から考察されている．①カロリー単価の低い食品群からカロリー単価の高い食品群へシフトする．②同種の食品群のなかでより単価の高いものへシフトする．③同一食品のなかでより単価の高いものへシフトする．

簡便志向 調理の外部化によって加工度の高い食品へ消費が変化した．半加工品から完全な加工品までさまざまであるが，主たる目的は間違いなく家庭内の調理労働の代替であった．

多様志向 嗜好の成熟化によってこれまでより多種の食品を消費した．このことについて3つの特徴が指摘された．①同種の食品の少品目大量消費から多品目少量消費へ移行，②これまで存在しなかった新商品の開発や輸入，そして③従来の食品における製品差別化の進展である．

健康志向 人口動態が変化し社会が成熟するにつれて，健康面での新たな要素が求められるようになった．これは大きくわけて3つのカテゴリーからなる．すなわち，①栄養素バランスへの配慮，②自然・有機食品志向，③安全性次元の多様化である．

以上の構造変動は相互に関連している．消費者はこれまでよりも異なった食品を求めるようになった．それが高級なものであったり，差別化されたものであったり，安全性の高いものであったりする．消費者はそのことに対して今まで以上の金額を支払う用意ができている．経済成長による実質所得がそれを支えてきた．例えば海外で多くの人々が様々な食事の体験を積んだことも，新しい食生活を指向するようになってきた理由の1つである．

(3) 所 得 格 差

食品群のなかで所得が消費水準に最も影響しているのは外食である．外食の支出割合には著しい所得階層間格差がある．所得が高い階層ほど外食の支

出割合が高く，このことは過去25年間一貫して観察される．

　一方，穀物は低所得層ほど支出割合が高い．その差はそれほど大きなものではないのだが，やはり25年間一貫して観察される．穀物は劣等財であると判断してよいだろう．

　生鮮食品は時系列でみると支出割合が低下していくのだが，各時期別に所得階層間での所得と支出割合の関係を確認してみると，それは不安定でばらついている．70年は高所得階層の支出割合が高いのだが，75年になると低所得階層の割合が高くなる．また90年と95年になると，低所得と高所得層での支出割合が比較的高く，中間階層の世帯の支出割合が低いというU字型の支出比率になっている．

　加工食品は時系列でみて支出割合が高くなっていくのだが，所得階層間で比較してみると逆にわずかながら所得が低い階層で支出割合が高くなっている．この階層間格差は商品単価の差から生まれているようである．

(4) 加工食品依存

　加工食品の中で魚の干物や野菜の乾物など伝統的加工食品の割合は低下し，レトルトや惣菜などの調理を外部化した加工食品の割合が高まっている[2]．表1-1に示したように1960年代後半以降30年の間に10%以上の変化があった．

　加工食品の利用に強い影響を与える時間の機会費用は，社会システムと生

表1-1　加工食品消費の変容　(%)

期間	伝統的加工品	調理外部化加工品	加工品計
1965～69	82.3	17.7	100.0
1970～74	80.0	20.0	100.0
1975～79	77.2	22.8	100.0
1980～84	72.9	27.1	100.0
1985～89	70.0	30.3	100.0
1990～94	66.1	33.9	100.0
1994～99	62.9	37.1	100.0

資料：総務庁「家計調査年報」．

活スタイルの変化に強く規定されているようである．同じ年で観察すれば，実は異なった所得階層間でも伝統的加工食品と調理を外部化した加工食品の支出比率に1％ほどの違いもない．時間の機会費用は所得とともに上昇するであろうが，時代と社会の変化によるインパクトは所得格差の影響を上回っている．

主婦が家庭外で働く比率が高まるにつれ，家事労働の負担が強く意識される．残業の延長や塾通いなどのため，世帯員それぞれの行動時間もバラバラとなり，これまでの調理・食事形態を維持するにはますます手間がかかるようになった．このため調理時間を大幅に短縮できる冷凍食品や惣菜などを利用する機会が増えていった．同じ加工品でも食べるまでにさらに手を加える必要があるものは，調理時間の観点からすると生鮮食品と同じである[3]．

(5) 地域格差の縮小

食料消費のパターンが地域間で平準化したことも戦後の食生活変化における大きな特徴である．地域平準化は食生活のナショナル・スタンダードの確立を意味する．地方独自の食事や食材は地域の伝統文化の一部を形成してきたが，食のナショナル・スタンダード化が地域文化を侵食する側面があることは否定できない事実である．しかし，それを補ってあまりある栄養水準の向上や消費機会の公平さの進展など，食生活が進歩した側面を忘れるわけにはいかない．

伝統的食材や独特な料理法などをことさら強調しなくても，品目別の支出構成について地域間に相当な格差がかつて存在していたことは明らかであろう．

表1-2は1970年と95年における食品別支

表1-2 地域別消費格差：変動係数による把握

	1970	1995
うるち米	8.4	12.2
パン	23.5	14.1
まぐろ	68.0	57.8
かつお	95.2	67.6
さんま	52.7	40.2
たら	60.6	36.0
牛肉	72.4	34.1
豚肉	28.2	20.6
キャベツ	10.2	7.7
ねぎ	26.4	26.4
トマト	18.7	14.5
ピーマン	19.8	13.7
しょうゆ	14.6	11.4
みそ	29.9	21.8
食料支出(参考)	8.5	4.7

資料：総務庁「家計調査年報」．
注：地域別の各商品項目の1人当たり支出数量の変動係数を計算した．ただし沖縄は除く．

出割合の地域別格差を変動係数で把握したものである．この表の品目の中で変動係数が小さく，70年の時点で全国的に広く消費されていたと判断されるのは，コメ，キャベツ，しょうゆである．一方，まぐろ，かつお，牛肉の消費は地域間に大きな差があったということができる．

95年になるとコメを除き，いずれの品目でも変動係数が低下して地域間格差が小さくなっていた．

このような地域の消費パターンの平準化には，食品・食事に関する情報が普及したことによる需要の均等化と，輸送や保存技術が向上したことによる供給の均等化との両方が作用していることは間違いないだろう．

2.2　世代要因の析出

食料消費内容に個別格差をもたらす要因はいくつも考えられるが，その中で年齢要因は特に影響が大きい．ライフステージ別の消費パターンの変化は，どの商品にもみられる．世帯別消費動向にとって，単身，夫婦，子供，高齢者など世帯員の構成は重要な要素である．

食料消費の場合に年齢は世代要因としても効いてくる．過去の食体験や世代としての一般に支持される食事パターンなどが，嗜好を大きく左右するのである．

そこで「家計調査」を利用して，食品群ごとに世帯主年齢別の食料消費の支出割合を示した．図1-1は80年の支出割合，図1-2は96年の支出割合を示している．世帯には様々な年代の家族が同居するのだが，世帯主の嗜好が世帯の食事内容に比較的影響を与えやすいことから，ここでは世帯主年齢を世帯の年齢と読み替えることにする[4]．

穀物と加工食品において年齢間格差はほとんど存在していない．支出割合はほぼ真円を描いている．一方，生鮮食品と外食では著しい年齢格差がみられる．生鮮食品の支出割合は，若年齢層ほど低く，高年齢層ほど高くなっている．ところが外食の支出割合は，逆に若年齢層ほど高く，高年齢層ほど低くなっている．そしてその格差は加齢とともに傾向的に進行している．

第1章　フードシステムの構造変化

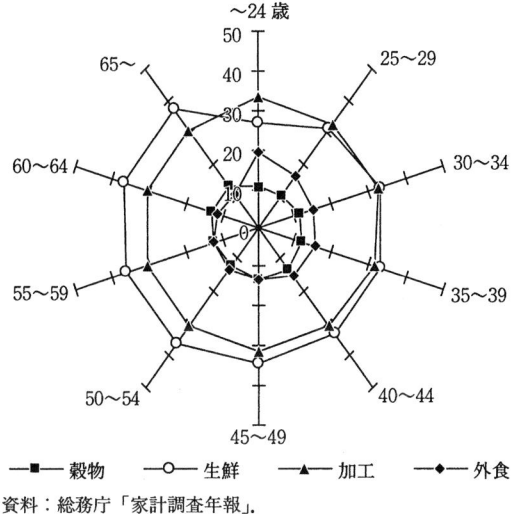

図1-1 世帯主年齢別食費構成比（1980年）

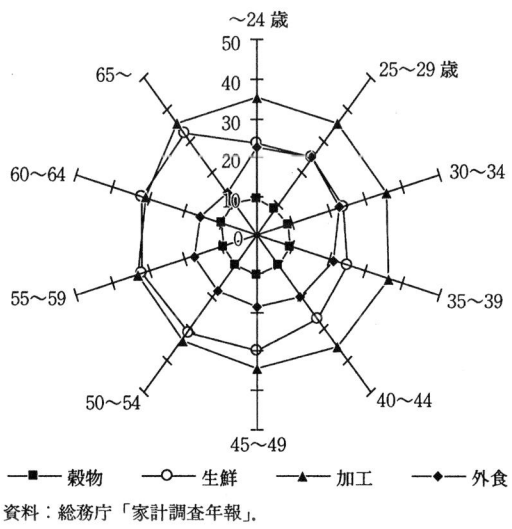

図1-2 世帯主年齢別食費構成比（1996年）

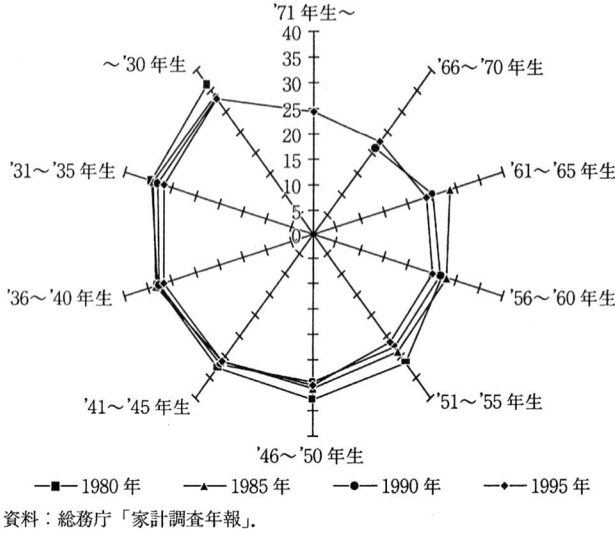

資料:総務庁「家計調査年報」．

図1-3 食費構成比のコーホート分析（生鮮）

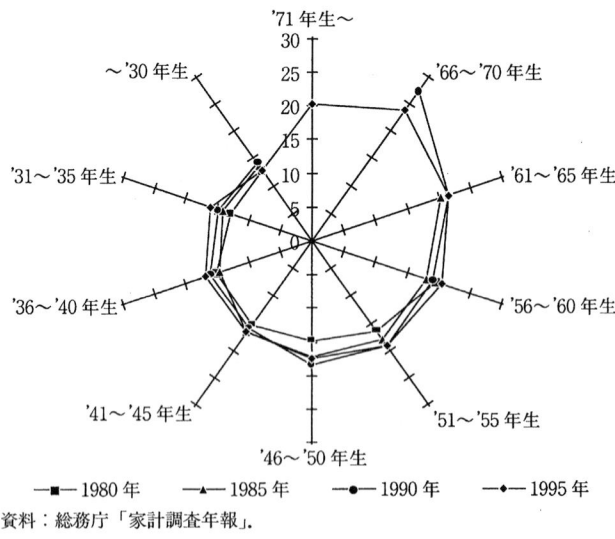

資料:総務庁「家計調査年報」．

図1-4 食費構成比のコーホート分析（外食）

これら観察事実は年齢の違いによるのではなくて，世代の違いによって生み出されたものである．この点を生鮮食品について確認したのが図1-3, 外食について確認したのが図1-4である．「家計調査」では世帯主の年齢階層は5歳きざみで把握されているので，5年おきのデータを比較するコーホート分析をすれば，同じ5年間に生まれた同一世代の人々がどのように消費を変化させたのか追跡できる．図は反時計回りに世代を配置したレーダーチャートになっている．

生鮮食品についてみると，30年代生まれの世代から若い世代になるにつれて，徐々に支出割合が小さくなっており，グラフは世代をおうごとに巻きつくような形状になっている．興味深いことに戦前生まれの世代では，調査年次が違っても，その支出割合がほとんど変化していない．異なる年次間でも消費パターンが固定されているということは，消費理論で指摘されることの多い習慣形成効果がほとんど現れていないことを意味する．少なくとも生鮮食品については，戦前生まれ世代で習慣形成仮説が成立しない．

外食では世代をおうごとに支出割合が大きくなり，グラフは拡がるような形状になっている．戦前世代であっても徐々に割合が高まってきていて，外食には相対的に強い習慣形成効果が認められる．

調理方法に関して人々は，思っている以上に保守的であるのかもしれない．家計消費の時系列データでみると，平均的には食品構成の大きく変化する様子が観察されたわけだが，生鮮食品と外食の変化は人口の世代構成の変化が引き起こしているようである．他方，食材選びに関しては，食品消費の地域格差が縮まっていることからすると，比較的柔軟に変化させていると推察される．

3. 食品製造業の産業組織

3.1 食料関連産業の付加価値額

食品産業と農林水産業とが食料供給の車の両輪と言われるようになってか

ら久しい．人々は食費として多くの金額を支払うようになってきた．産業連関表を利用した農林水産省の推計によれば，95年の最終消費者支払額80兆4,000億円（100%）に対して，農水産業の生産部門への帰属価値額は15兆4,000億円（19%），食品加工部門へは22兆8,000億円（28%），流通部門へは26兆9,000億円（34%），飲食店部門へは15兆3,000億円（19%）であった．70年について同じ構成比を確認してみると，農水産業の生産部門へは35%，食品加工部門へは31%，流通部門へは25%，飲食店部門へは10%であった．

この帰属価値は産業の生み出す付加価値額であり，各産業の貢献度だと解釈できるが，農水産業のそれはこの25年間で16%も低下していることになる．このことは必ずしも国内生産が不要になったことを意味するわけではないが，豊かな食生活は農林水産業だけでは実現しないことも事実なのである．

前節で指摘したように現代の豊かな食生活とは，高級化，簡便化，多様化，健康・安全性の向上によって実現されるわけだが，これらの要素を現実のものにするためには食品に加工を施したり，サービスを加えたりする作業が欠かせない．それに対する支払いが加工，流通，飲食店の食品産業諸部門を含むフードシステムの付加価値額として把握されている．

フードシステムの付加価値は農業生産から消費者の食卓に至るまで食品が手渡される過程の中で連続的に付け加えられるものであって，各部門それぞれの活動がバラバラであっては，社会的に高い満足度を得ることはできない．それぞれの部門は独立した組織になっているのだから，互いの活動を円滑に結び付けて部門ごとに適切な資源配分が行われるために，情報の伝達，危険分担などについてのルールの確立が問題となる．

これらの活動のコーディネーションが，フードシステムにおいて達成されなければならない．フードシステムの究極の姿として食品産業のインテグレーションも考えられなくはない．しかしそれよりも分権的なシステムを維持しながら食料供給について高い経済効率を達成することが，フードシステムに求められている課題である．

3.2 産業構造の変化

　食品供給は価値額でみると主として国内の産業によってまかなわれている．金額だけでみると，輸入原料と輸入加工品の両方合わせても，最終消費額のわずか6.7%である．流通サービスや外食産業などは非貿易財であり，今後もフードシステムの付加価値は国内で発生し続けるであろう．加工品についても，現在のところ，89%は国内の食品製造業によって生産されている．鮮度などへの高品質志向が，海外からの最終商品の輸入を阻んできたこともある．

　国内消費の動向は，国内の食品製造業の構造と成果を大きく左右してきた．食品需要の変化の特徴は，冷凍食品や惣菜などの調理済み食品を中心にした加工食品，外食，そして弁当などの中食の拡大であった．このことは食品製造業の水平的な構造変化に大きく作用している．

　産業連関表を利用して，食品製造業の連関構造を把握する．表1-3は95年の農水産品・食品の需要構造である．中間需要と最終需要を国産品と輸入品とに分け，20年間の変化を確認した．なお75年の値は表には示していないが，95年の値との比較結果は盛り込んでいる．

　なおこの表で取り上げた業種は75年と95年で共通して数値のとれる部門だけである．したがって残念ながら冷凍食品や惣菜などの値は示していない．

　ここで取り上げた食品製造業15部門のうち，原料需要（中間需要）が大半を占める「1次加工業」に分類されるのは動物・植物油脂，魚油・魚かす，製粉，砂糖の4部門で，残りは2次加工業の性格が強い．たとえばと畜は75年には最終需要が多かったが，95年には原料需要が増加して50%を超えるまでになっている．

　この15部門における20年間の変化をまとめると次のようになる．なおここでは構成比1%以上変化した場合に増減したと判断した．
　①「国産原料需要」の割合が増えた部門は12部門で全体の8割である．
　②「国産原料需要」の割合が減った部門は魚油・魚かす1部門だけで，変化しなかったのはその他の食料品と清涼飲料の2部門であった．

表1-3 農水産品・食品の需要構造（1995年）

品目	原料需要 国産	原料需要 輸入	最終需要 国産	最終需要 輸入
米	99.7	0.3	0.0	0.0
麦類	62.7	37.3	0.0	0.0
いも類	55.4	0.0	44.5	0.0
豆類	60.1	38.8	1.1	0.0
野菜	29.5	0.6	67.4	2.5
果樹	34.1	4.2	51.8	9.9
砂糖原料作物	100.0	0.0	0.0	0.0
飲料用作物	66.4	33.6	0.0	0.0
その他の食用耕種作物	50.6	49.2	0.1	0.1
酪農	99.6	0.0	0.4	0.0
養鶏	72.4	0.2	27.4	0.0
豚	100.0	0.0	0.0	0.0
肉用牛	99.7	0.3	0.0	0.0
その他の畜産	68.3	26.5	2.8	2.5
特用林産物	26.8	12.6	55.2	5.4
海面漁業	75.9	8.8	11.3	4.0
海面養殖業	50.8	6.9	42.2	0.1
内水面・漁業養殖業	38.1	10.3	48.1	3.5
と畜	36.6	16.8	33.7	12.9
肉加工品・畜産びんかん詰	19.2	5.0	75.3	0.4
動物・植物油脂	68.0	10.5	20.3	1.2
牛乳・乳製品	33.4	4.7	61.4	0.5
野菜・果実加工品	21.8	13.1	53.3	11.8
水産加工品	20.6	11.6	59.7	8.2
魚油・魚かす	60.4	39.6	0.0	0.0
精穀	21.7	0.0	78.2	0.0
製粉	94.4	1.0	4.6	0.0
パン・菓子・めん類	12.2	0.5	85.7	1.6
砂糖	72.1	18.8	9.1	0.0
調味料	34.6	1.7	63.5	0.1
その他の食料品	35.8	3.2	60.3	0.8
酒類	35.2	3.6	57.0	4.1
清涼飲料	14.4	0.0	84.4	1.2
飲食店	0.0	0.0	95.1	4.9

資料：総務庁他12省庁「産業連関表」．
注：原料需要と最終需要全体を100としたときの割合．その他の食用耕種作物は95年のカバレッジ，その他の食料品は75年のカバレッジに一致させた．ボールド体で示した値は75年とくらべて増加したもの，ゴシック体は減少したものを意味する．

③「輸入原料需要」の割合が増えた部門は9部門で全体の6割である．
④「輸入原料需要」の割合が減った部門は砂糖1部門だけで，変化しなかったのは5部門でそもそも輸入が極めて少ない部門であった．
⑤「国産最終消費」の割合が増えた部門はなかった．また変化しなかった部門は2部門であった[5]．
⑥「国産最終消費」の割合が減った部門は12部門で全体の8割を占める．
⑦「輸入最終消費」の割合が増えた部門は3部門である．
⑧「輸入最終消費」の割合が減った部門は3部門，変化しなかったのは9部門である．

なお輸入品を最終需要する割合が大きいのは，と畜と野菜・果実加工品だけである．

20年間の変化で特徴的だったことは，第1に加工食品の仕向け先が全体的に最終需要から中間需要へ変化していることである．もともと2次加工業に分類される業種であっても，ここで掲載できなかったさらに高度な加工業（冷凍食品，惣菜）へ向けて原料として製品を提供することが多くなっている．消費者の食品需要が年ごとに調理食品や外食へ向かってシフトしているからである．

第2に加工食品の輸入は原料向けの割合が増えつつあるものの，最終製品向けの割合がほとんど増えていないことである．最終製品としての増え方が比較的大きいのは食肉と野菜・果実加工品である．原料として増えているのは，同じく食肉と野菜・果実加工品，そして水産加工品と魚油・魚かすである．

以上の結果から，この時期の産業構造に関して次の2点が指摘できる．

第1に食品製造業の産業構造に最も大きく影響したのは，最終需要の動向であり，消費者がより加工度の高い食品へ需要を変化させたことが，食品製造業の水平的構造だけでなく垂直的構造も変化させてきた．その背景には人口動態や社会環境の変化が強く作用していることは間違いない．80年代になって農林水産省は食品産業政策を本格化して，特に外食産業への政策を意

識するようになったわけだが，それは多分に後追い的な政策だったといえる．

　第2に輸入制限措置が産業構造へ与える影響は限られたものだった．戦後はコメを除いて農産物の輸入自由化は次々と行われていった．輸入品が中間製品で増えるのか，最終製品で増えるのかによって，農業，1次加工業，2次加工業の垂直的関係は変わることになる．シェアを観察してみると，農産物と最終製品の輸入は限られた品目だけで増えて，中間原料としての製品輸入が全体的に増えていた．もちろん輸入された中間製品を原料とする製造が拡大した分，国内生産が圧迫されることになったが，調理食品や中食産業などの新しい産業が拡大する要因ともなっている．ここにも食を取り巻く社会環境の変化が強く影響している．

3.3　食品製造業の中小企業性
(1) 食品製造業の特徴

『21世紀の食品産業』[6]は，80年代の食品製造業の産業組織の特徴を以下のようにまとめている．

①大企業と中小企業の並存

②業種・業態の多様性

③原材料費比率の高さ，付加価値率の低さ

④多い広告宣伝費，少ない研究開発費

⑤収益の安定性

⑥流通・サービス部門の重要性

これらの特徴は70年代ころから食品製造業の特徴として認識されていたことであり[7]，中小企業が過半をしめる産業であることを意味している．このことが，中小企業対策を産業組織政策の中核とし続けた理由である．

　この産業組織的特徴がその後も続いたのかどうかを①と③に絞って検討することにしよう．

　次の表1-4は，80年から95年の15年間における事業所数の業種別変化である．変化の内訳を従業員3人以下の零細規模，19人以下の小規模，299

表 1-4　食品製造業における規模別の事業所数の変化

	95年事業所数	80年→95年変化 実数	率(%)	変化の構成比 (%) 計	零細	小	中	大
食料品製造業	60,579	△22,033	△26.7	△100	△53	△52	5	0
畜産食料品	2,986	205	7.4	100	△5	30	75	0
水産食料品	11,671	△1,484	△11.3	△100	△30	△109	39	△0
缶詰・農産保存食料品	3,038	54	1.8	100	△169	△19	291	△4
調味料	2,997	△763	△20.3	△100	△51	△56	7	1
糖類	179	22	14.0	100	73	14	36	△23
精穀・製粉	1,314	△141	△9.7	△100	△88	△25	13	△1
パン・菓子	12,908	△6,052	△31.9	△100	△55	△44	△1	0
動植物油脂	289	△144	△33.3	△100	△44	△48	△6	△2
清涼飲料	651	△326	△33.4	△100	△20	△77	△4	0
酒類	2,511	△703	△21.9	△100	7	△95	△11	△1
茶・コーヒー	3,747	1,406	60.1	100	143	△43	△0	△0
製氷	426	△208	△32.8	△100	4	△97	△7	0

資料：通商産業省「工業統計表」．
注：△はマイナスを意味する．「零細」規模とは従業員3人以下，「小」規模とは19人以下，「中」規模とは299人以下，「大」規模とは300人以上をさす．

人以下の中規模，それ以上の大規模に分解して示した．観察された事実は以下の通りである．

①事業所数はこの期間に食品製造業全体の約4分の1に相当する数が消失した．そのほとんどは零細・小規模層の事業所である．

②畜産製品，缶詰等，糖類では事業所数が増加しているものの，その数はわずかである．

③中規模の事業所が増加した業種は畜産，水産，缶詰，調味料，糖類，精穀・製粉である．

④パン・菓子，油脂，清涼飲料，酒，茶，製氷で事業所数が減少している．すべてではないが，装置型業種を中心に減少している．

大規模層はいずれの業種でもそれほど増加していない．

このように80年代以降の動向をまとめると，製茶業は例外として，生業的な事業所がつぎつぎと閉鎖されていった．スーパーの伸張によって小売部門に構造変革がおこり，製造小売型の事業形態を追い出していったこともこ

の動きを助長している．

　このような状態から，依然として小規模事業所は多いけれども，しかし少なくない業種で中規模程度の工場が伸張していることが確認できる．その規模は，これまでの食品製造業に対して抱いていたイメージよりもやや大きな規模である．一方，大規模階層の事業所は増えていないことからすると，食品製造にとって中規模が技術的にみた最適規模であるのかもしれない．

　以上の観察は事業所（工場）に関する検討から得られた結果であるのだが，大きな企業へと拡大できないことの理由にもなっている．食品産業であるかどうかにかかわらず，国内で企業合併するのは容易ではないからである．

(2) 生産性の推移と中規模最適性

　事業所数の動向から中規模の有利性が推測されたわけだが，このことを検討するため，工業統計表から規模別の労働生産性をやや長期にわたって確認したのが表1-5である．

　規模別に労働生産性を確認すると1980年までは従業員500～999人の階層で最も高い生産性を示しており，その実質値は年々上昇していた．

　ところが80年以降になると労働生産性の実質値は徐々に低下して，最も高い階層が200～299人階層へ移動している．そして各階層間の格差が小さくなっていく．90年代になると1,000人以上の最大規模層と30～49人層と

表1-5　食料品製造業の労働生産性の推移

（単位：百万円／人）

従業員規模	1965	1970	1975	1980	1985	1990	1995
30～49人	9.4	15.0	20.6	26.6	22.3	22.2	22.0
50～99人	11.6	19.6	24.6	28.9	26.5	25.4	23.6
100～199人	15.8	23.2	29.1	35.9	29.0	28.5	27.6
200～299人	15.1	27.7	33.2	32.8	30.3	29.2	27.8
300～499人	16.9	27.7	30.0	36.9	29.7	26.7	24.9
500～999人	23.1	30.9	35.5	38.3	22.0	27.6	23.5
1,000人以上	21.0	27.0	29.4	35.3	27.3	17.2	20.3

資料：通商産業省「工業統計表」日本銀行「卸売物価指数年報」．
注：95年を100とする卸売物価指数で実質化．
　　労働生産性＝実質出荷額／常用労働者数．

で労働生産性が逆転すらしている．

　中規模の生産効率が上昇していることは，先ほど観察された中規模階層の事業所が増えてきたことと整合的な事実だといえる．このことは，食品製造業全体の産業構成が，規模の経済性がみられない産業の割合が高くなる方向に変化してきたからだと考えられる．

　労働生産性の観点から中規模事業所の方が比較的効率的だと思われる業種は，例えば惣菜や弁当を生産する中食産業である．中食産業は多品種少量品目の典型であり，メニューも頻繁に変更される[8]．従業員は何種類もの作業を担当しなければならず，機械化が困難なために装置型大量生産へ転換することは今後も難しいだろう．しかし食事はますます外部化してこのような調理済み食品の消費が増えると見込まれている．

　ただし，工業統計表では細かい分類になると数値が公表されていない部分が多く，残念ながら規模の経済性のない業種が増えているのかどうかについて統計的な確認ができない．労働生産性が最大となる規模階層が概ね判明した業種としては，肉製品で100〜199人層，乳製品で200〜299人層，水産練製品で100〜199人層，冷凍調理食品で300〜499人層であった．そのような中，パン製造業はどの年次においても1,000人以上層が最も労働生産性が高い．ただし，かつては中規模層と大規模層で大きな格差があったのだが，最近になると大きな格差は観察されない．

(3) 付加価値率と収益率

　80年代には食品製造業の市場成果の特徴として，付加価値率の低さ，そしてその裏返しであるが，原材料比率の高さが指摘されていた．このことが90年代にどうなったかについて，産業連関表を利用して確認しよう（表1-6）．なおここに示した付加価値額は「補助金－間接税」を控除した費用ベースの値となっている．

　食品製造業における原料費率や付加価値率の大きさは，産業によって多様である．95年の数値でみると，1桁台はと畜，精穀，10%台は油脂だけである．

表1-6 食品製造業の付加価値と営業余剰率

(単位:％)

	粗付加価値率		営業余剰率	
	80年	95年	80年	95年
と 畜	7.7	4.1	3.5	0.7
肉加工品・畜産びんかん詰	24.4	28.2	11.1	12.6
動物・植物油脂	25.9	15.2	6.3	1.3
酪 農 品	26.1	23.1	8.1	6.5
野菜・果実加工品	43.0	33.3	20.3	10.8
水産加工品	26.4	31.2	9.4	11.3
魚油・魚かす	29.5	26.9	6.5	11.5
精 穀	△21.2	1.1	1.1	5.4
製 粉	30.4	31.8	3.3	17.4
パン・菓子・めん類	38.6	39.7	8.8	5.3
砂 糖	26.5	21.5	△17.6	6.9
調 味 料	30.7	36.7	7.4	9.1
酒 類	61.0	63.8	4.6	3.6
清 涼 飲 料	46.7	35.5	22.3	12.8
た ば こ	78.7	83.1	6.1	10.4
飲 食 店	48.1	47.2	8.7	6.1
めん類	n.a.	35.9	n.a.	2.6
パン類	n.a.	38.7	n.a.	4.8
菓子類	n.a.	41.7	n.a.	6.5
冷凍調理食品	n.a.	34.3	n.a.	6.2
レトルト食品	n.a.	31.0	n.a.	8.4
そう菜・すし・弁当	n.a.	34.9	n.a.	2.4

資料:総務庁他12省庁「産業連関表」.
注:△はマイナスを意味する. n.a.はデータがない.

　付加価値率(すなわち100－原料費百分比率)が変化するのは,技術的に原料節約的な製造法が開発されるか,それとも原料価格が上下するときである.精穀は15年間に付加価値率をマイナス21.2％からプラス1.1％へ大きく上昇させているが,精米工程では技術的に製品/原料比率は変わらないのだから,この変化は原料米の価格の低下が理由である.一方,油脂,酪農,野菜・果実加工品,清涼飲料などは付加価値率を大きく下げている.その他の産業でも軽微だが下げる例が多い.やはり使用原料比率が上昇することは考えにくいので,それは原料価格の影響であろう.

　あわせて営業余剰率も確認しておくと,この動きも業種によって様々であ

る．大きく上昇したのは製粉，調味料，砂糖，たばこである．例外は調味料だが，その他はいわば制度寡占産業である[9]．

営業余剰率の数値が大きく低下した業種は，と畜，野菜・果実加工品，清涼飲料である．いずれも90年代の輸入自由化に関連する産業である．ただしと畜を除けば，下がったとはいえ依然として高い水準を示している．

(4) 食品産業の地域構造

食品産業は地域の伝統的な主要産業になっている例が多い．ところが最近，企業の立地構造は原料供給または消費需要に規定されるこれまでの地域特定的なものから徐々に変化してきている．

まず第1に生産と流通技術の進歩により，これまでのような地域内市場の小ささが制約にならなくなった．

第2に食生活の地域間平準化によって地方でも様々な食品が消費されるようになり域内市場規模そのものが拡大している．

表1-7は県別の食品製造業の企業立地分布の状況を調べたものである．この集中度指標が大きいほど特定の県に立地が集中していることになる．1970年と1995年を比べると人口の集中度はほとんど変化していない．したがって人々の食料消費パターンが地域間で平準化すれば，これまで特定の地域に偏って消費されていた品目の需要は全国的に拡がっていくことになる．

推測される需要の拡散に対応するかのように，食品製造業や卸売業の県別集中度は低下していく．製造業では出荷額ベースでみた集中度の低下が著しい．一方，生鮮農畜産物の流通を扱う卸売業は商店数ベースで

表1-7 食品産業の地方拡散度の変化

	1970年	1995年
人　口（参考）	389.0	389.1
食品・飲食等製造業		
事業所数	300.4	288.8
出荷額	504.8	347.6
農畜産物卸売業		
商店数	634.4	405.1
販売額	703.0	671.8
食料品卸売業		
商店数	471.0	383.2
販売額	927.4	723.3

資料：総務庁「国勢調査」，通商産業省「工業統計表」，同「商業統計表」．
注：全国合計に対する県別の百分比を2乗して合計した値で，一種のハーフィンダール指数である．もし47県で均等分布していたら212.8となる．

みた集中度の低下が大きい．食料品卸売業は商店数ベースと出荷額ベースの集中度の低下比率はほぼ同じである．

食品製造業と農畜産物卸売業について事業所数と出荷額のそれぞれの変化率に乖離が観察されるということは，この過程で地域的な市場構造が大きく変化したと予想される．食品製造業の事業所数はこの25年間で54,570から47,577へと減少している．その過程で特定の県に偏っていた数の事業所が整理されていったが，その時に比較的規模の大きい事業所が残り，規模の小さい事業所が閉鎖されていったのだと考えられる．

一方，農畜産物卸売業は25年間で18,234から42,537へと大幅に店舗数を増やしている．新規に出店した結果，県別に店舗は拡散していったのだが，参入した企業の規模は必ずしも大きくなかったために販売額の県別の格差は十分に埋らなかった．

食料品卸売業の集中度の低下は商店数でみても販売額でみてもほぼ同程度であった．商店数は26,296から53,687へと倍増し，その参入は全国的に平均していた．しかし1970年時点の販売額の県別集中度は非常に高かったために，今も地域的に偏った分布構造が残っている．

4. おわりに

本章では食料消費構造の変化と食品産業の構造と成果について包括的な考察を行った．消費パターンの変化としては加工食品と外食が大きく増加したことが特徴的であった．この2部門の拡大は次の要因を背景にしている．
  ①これまで伝統的，地域的に限られていた食嗜好が戦後の高度成長によって解き放たれ，人々が様々な種類の食品を求めるようになった．
  ②家庭では不可能な加工や処理を事前に施した食材を志向するようになった．
  ③家庭内での調理作業が外部化された．
以上の要因を現実のものとしていく過程で食品産業で発生する付加価値が

増えていった．1つは新商品の開発，広域流通の実現による新しい価値の創造であり，もう1つはGDPの裏側に隠れていた主婦労働の再評価である．

　食品産業で生み出される付加価値は確実に高まったのだが，しかし中小規模の企業が多く労働集約的な生産形態という構造を大きく変えるまでには至らなかった．これは食料消費はそれほどドラスティックには変化するものではないということが影響していると思われる．

　今後も食品構成は緩やかにしか変化しないだろうが，それを供給する食品産業内のサブセクター，農業，食品製造業，流通業，外食産業の間の関係は大きく変わりつつある．これらのサブセクターの相互関係，すなわちこれらの組織間のコーディネーションを意味するフードシステムのあり方が，これからの食料経済を大きく左右していくであろう．相互関係の形態は，売り手（買い手），売り場所（買い場所），売り方（買い方）の設定のされ方によって様々なものになりうる．国内企業にとらわれないフードシステムの形成も今後進んでいくだろう．海外へ進出した食品企業でフードシステム改革の先駆的事例が多くみられる[10]．

　注
1) 食料消費の変化を包括的に分析した文献としては，中山［1960］，秋谷他［1988］，吉田他［1997］を参照のこと．
2) 「伝統的加工食品」に分類したのは，「家計調査年報」における食品分類のうち，塩干魚介，魚肉練製品，他の魚介加工品，加工肉，乳製品，乾物・海藻，大豆加工品，他の野菜・海藻加工品，果物加工品，油脂，調味料である．また「調理を外部化した加工食品」に分類したのは，即席メン，主食的調理食品（弁当類，調理パン，他の主食的調理食品など），他の調理食品（調理食品の缶詰，冷凍調理食品，そうざい材料セットなど）である．
3) 調理時間の機会費用と加工食品需要との関係を分析した例はまだない．岩淵［1994］は主婦の時間機会費用と外食利用の関係をアンケート調査に基づき分析した．草苅［1997］は調理の機会費用とコメ消費の関係を計量経済学的に分析している．
4) 森宏編［2001］も同じ問題意識をもって世代別の食料消費分析を試みているが，データの制約から本稿と同じアプローチをとらざるを得なかった．
5) 魚油・魚かすは最終需要向けがゼロなので，変化しない部門にカウントしなか

った．
6) 食品産業政策研究会［1987］を参照．
7) 農林水産省食品流通局［1980］を参照．
8) 第9章における中食産業の分析を参照のこと．
9) 竹中・堀口［1991］を参照．
10) 斎藤［1997］を参照．

第2章　フードシステムの深化と安全問題

1. はじめに

　いつの時代にも安全性は消費者にとって最大の関心事であって，これまでも決してないがしろにされてきたわけではない．しかし近年，食の安全や安心めぐる問題が以前にも増して大きく取り上げられるようになってきた．ダイオキシンの拡散，環境ホルモンの検出，遺伝子組換え体の利用などの最新の話題から農薬残留や食品添加物など長年の課題まで，安全性に関わる様々な問題が社会の注目を集めている．その状況を経済学的なアプローチによって解釈することが本章の課題である．

　安全性をめぐる問題を一から検討するために，まず食行動，品質と情報，安全性を新たな分析視角から再定義する．次に安全への関心が高まってきた背景には，人々の食行動の変化があることを指摘する．そして品質問題と安全問題とがどこが重なりどこが異なるのか，不完全情報をコア概念にしながら明らかにしていく．さらに安全と安心の違いに注意しながら消費者の安全評価を検討する．最後に，安全問題へどう対処すべきなのかを議論して現代のフードシステムのあり方に対して考察を行うことにする．

2. 食行動と品質問題

2.1 食行動の分解と外部化

今田 [1997] は食行動を 4 段階に区分して考察した．図 2-1 にその構造と食行動の構成要素を示してある．それぞれの段階は，いくつかの食行動のコンポーネントから組み立てられている．

心理学の分野で用いられたこの食行動の分解アプローチは，食の外部化現象の説明にも利用できる．通常，食の外部化とは調理済み食品の購入や外食機会の拡大を意味するが，それだけでなく，ここでは食材の調達，献立の決定など食事をする過程で消費者が関わる様々な行為のうち食のサービスで代替されていったものすべてを食の外部化と呼ぶことにしよう．

第 1 段階の採餌行動における外部化とは，食材調達の多様性，広域性，新規性，非季節性，選別・安全性のチェックに関わるものである．第 2 段階の

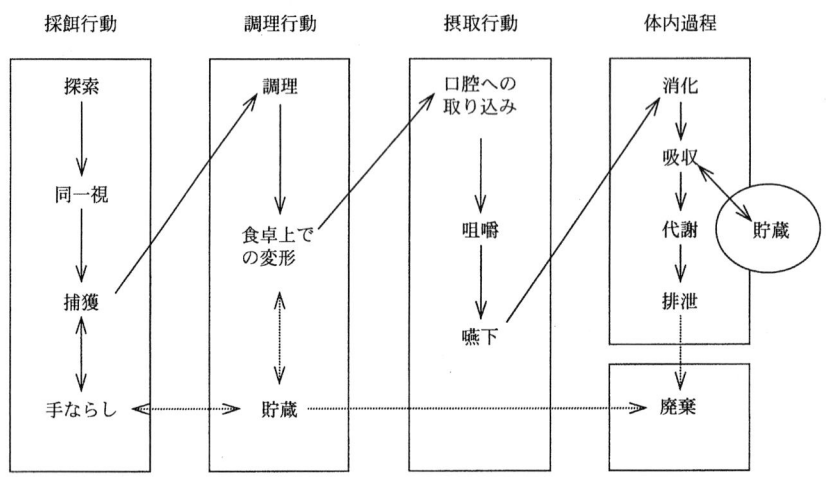

注：今田 [1997] p.17 の図 1-4 をもとに著者作成．

図 2-1 食行動の分解

調理行動における外部化とは，食材の可食化，高度加工，調理，味・香り・外見の強化，生鮮性の確保，献立決定の支援[1]である．第3段階の摂取行動における外部化とは，咀嚼の補助，栄養添加，安全性の確保である．第4段階の体内過程における外部化とは，機能性食品による消化・吸収機能の強化や栄養補給である．

2.2 フードシステムと食の外部化

経済的に未成熟な自給自足の生活をおくっている時には，食行動のすべての活動を自分自身で行う必要があった．その後，商品経済が拡大していくにつれて，食行動のコンポーネントが1つずつ外部化されていく．そのうち最も早く外部化されたのは，第1に探索行動すなわち食材の調達，第2に同一視行動すなわち安全性の確認であった．市場経済が浸透して様々な経済活動が分業化されていく状況は，食をめぐる産業においても例外ではない．

食行動のコンポーネントが外部化され産業化されていくことが，すなわちフードシステムの深化である[2]．このフードシステムが生み出している付加価値の源泉は，食行動の外部化サービスに対する消費者の支払意思額である．現代のフードシステムにおいて，運送，貯蔵，情報収集など食の外部化技術のあらゆる面に分業の利益と規模の経済性が発揮されているから，食に関わるほとんどすべてのサービスは，消費者自身が食事の準備をする場合に要するよりも安上がりに提供されている．

2.3 食の外部化と食品の品質

外部化された食行動のコンポーネント1つひとつを商品の品質の構成要素として解釈することもできる．例えば食品の新鮮さという品質は消費者の満足度を高めてくれる食材としての特性であって，もちろんそのものに価値を見いだせるのだが，一方で新鮮さを現実に味わうためにはいくつかの行為の積み重ねがなければならないことに注意する必要がある．

第1に，天然物であれば採集，農耕であれば収穫により，まず新鮮な食材

を確保しなくてはならない．第2に新鮮な状態を維持しながら流通させなくてはならない．そして行為の順番としては逆かも知れないが，第3に新鮮な食材を作っているという農家，新鮮なまま流通してくれる業者を探し出さねばならない．

　新鮮さという品質の評価は，これら1つひとつの行為が作り出す付加価値へ分解することができる．これらの行為を組み合わせることで品質が作り出されているからである．家計内生産関数理論[3]やランカスターの特性空間の議論[4]は，まさにこのことを具体的に分析してくれるアプローチである．

　家計内生産関数理論では，様々な財を組み合わせて「効用」を家計内で生産すると考える．その枠組みの中で品質は，効用を生産するための重要な生産要素になっている．

　一方，ランカスターの特性空間に代表される特性アプローチでは，財は様々な特性から形作られるもので，消費者は自らの効用が最大になる特性の組み合わせを達成すべく財を取捨選択するのだと考える．品質はその特性の束として定義される．なお特性アプローチは家計内生産関数と同じ理論の中で扱われる．

　以上のアプローチと比べると異質にみえるが，最もオーソドックスなスタイルで品質と消費行動を説明してきたのが顕示選好アプローチである．財の量の多少が効用を左右するように，財の質の高低が効用を左右するという効用仮説をもとに，品質に関する変数を消費数量とは別に効用関数の中に取り込むモデルを組み立てる．高品質の財の効用は高く，低品質の財の効用は低いと予想され，予算が許すならば消費者はより高品質の財を選択するであろうから，現実のデータから品質に対する人々の選好は顕示されるはずである．品質が異なれば異なる財だと考えて別々に効用関数の中に取り込むアプローチもある[5]．

3. 消費行動と情報

3.1 品質情報の不完全性

品質はさまざまな要素から構成される．果物を例にとると，①大きさ，②形状，③色，④光沢，⑤傷みの程度（きず，腐り，虫食い），⑥香り，⑦味，⑧残留農薬などがその構成要素となる．

要素によってその品質水準を正しく特定できるかどうかの可能性が全く異なっている．

上記の例でいえば，①の大きさから⑥の香りまでは購入する前から容易に観察できるものであるから，果物の生産者も消費者も等しく事前の情報として把握できている．

⑦の味は食べてみなければ分からないものだから，事後でなければ不明である．それは生産者であっても消費者であっても立場は同じである．もっともこのことは五感にのみ頼った場合であって，最近は透過光を利用した糖度検査装置などが開発されているので，事前にかなりの精度で味の善し悪しが分かるようになっている．

⑧の残留農薬については事後的にも五感レベルで感知ができないけれども，特殊な器具を用いれば判明する．しかしそのコストは相当なものであるから，技術的には感知可能でも，経済的には感知不可能なことが多い．

品質問題の本質は，品質に関する情報が不完全にしか提供されないために人々が必ずしも適切な行動をとれないということにある．農産物の場合，工業製品と違って事前の規格化が難しく，現実の購買時には手探りで意思決定をせざるを得ないことがしばしばある．一方，品質に関する情報があり過ぎて混乱することもあるが，実は矛盾した複数の情報であったがために対処できないことの方が多い．

情報が不完全である理由の1つは，情報の偏在である．前節で示したように，食行動の外部化が進んで生産者と消費者とは分離していくため，情報認

知は本質的に非対称となる．どのような商品をどのように製造したのかについては，正確な情報は生産側しか所有しておらず，そのままだと消費者は知りえない．

情報が不完全となるもう1つの理由は，不確実性の存在である．例えば生産者が商品を出荷した後，運送中に何かの事故があって品質劣化が起こったとする．消費者は購入した後に注文通りの品物が届いてないと気づけば，生産者に対してクレームをつけるだろう．しかし途中で事故が起こることは生産者にとって予測できない不確実な事態であるから，出荷時点において生産者は消費者の手元に渡ったときの商品の品質がどうなるかを知ることはできない[6]．

充実した情報を提供するにはまず生産者からの情報開示が必要だが，しかしそれだけでは不十分である．輸送中の事故の例が示すように，途中で起こった事実をすべて監視していなければ完全な情報は得られない．

3.2 外部化と情報の不完全性

食の外部化によって利便性は向上しても，逆に情報不足に陥るため，消費者は自身が本当に求めているものを確保できていないおそれがある．自給自足状態であれば生産者と消費者が同一人物なので商品のことはよく分かっていた．しかし，それでは選択の余地は大きく制限されている．

アメリカではこの問題が比較的早くから意識され，1962年にケネディ大統領が「消費者保護に関する教書」を発表して「消費者の権利」を示した．消費者の権利とは，(1)安全であることの権利，(2)知らされる権利，(3)選択できる権利，(4)意見が聞かれる権利である．

この権利が正しく行使されるためには，財に関する十分な情報が必要となる．この情報開示を確実にするのが，表示制度と認証制度の適切な運用である．消費者保護は食の安全性に関して重要な制度的基礎となっている．

ただし消費者保護制度は「消費者の権利」の無償提供までも約束したわけではない．消費者はその権利を購入できるようになっただけである．そもそ

もここに示された権利は，自給自足経済において消費者が自己責任で対応していたことである．市場経済の進展によって，安全性の確保も産業化されるようになった．消費者は商品を購入し価格を支払い，一方で食品産業は製造物責任を負っている．

3.3 品質要素としての安全情報

安全性は商品の品質を構成する要素の1つであるが，その特殊性に留意する必要がある．

第1に品質条件については加法的に集計可能な例が多いけれども，安全性についてそうはいかないことである．加法的な集計とは，例えばある商品について味，色，香り，外観など具体的な品質条件が指標として把握されているときに，総合的な評価としてそれら指標を加重和することである．ところが総合的な安全度を把握しようとする場合にこの手法は適当ではない．安全性を脅かす危害因子がいくつかあったとすると，それぞれの安全度の中で最も低いものが全体の安全度となり，足し合わせた総合指標は意味をもたないからである．

第2に安全性の高低は情報が完全かどうかに大きく左右されることである．すでに指摘したように情報の不完全性は非対称性と不確実性から引き起こされる．安全情報にとって非対称性の克服と同時に不確実性への対処が重要な意味をもつ．どのような事態が起こるのか何も分からなければ安全性は著しく低くなる．不確実性が大きければ安全性は低く，不確実性が小さければ安全性は高いと判断される．安全に関わる不確実性には2種類あって，1つは危害因子が途中で加わってしまうことの不確実性，もう1つは危害因子が作用することの不確実性である．

一般品質の分野であっても不確実性の問題は間違いなく重要である．たとえば通信販売で商品を提供している場合，顧客に対してカタログ通りの品質を保証することはビジネスにとって絶対条件である．したがって出荷時の品質管理はもちろんのこと，運送条件，受け渡し方法などの様々な管理が適切

に実行されなければならない．食品以外の消費財ではこの種の品質管理が比較的容易なので，粗悪品が発生する確率を著しく低くすることに成功している．また万が一事故があって粗悪なものを届けてしまったとしても，返品に応じたり交換したり事後的な対処が可能な場合が多い．

　安全に関わる品質の場合にはこのような事後的な処置が容認されないことも多い．これには生命が失われれば元に戻すことができないという不可逆性の問題が強く関係している．軽い食中毒であっても，その延長線上に命を落とすというリスクが存在する限り，決して軽視されることはない．このように安全問題では不確実性を常に強く意識しておく必要がある．

　なお品質要素の中で，最も安全性に近くて混同されやすいものは，健康情報である．特に不飽和脂肪酸やコレステロールなどの「身体に悪い」という健康因子は，食品添加物に関する安全性の問題と完全に領域が重複している．ネガティブな健康情報は安全性の定義に取り込んだほうが理解しやすいであろう．

3.4　探索財・経験財・信用財

　品質情報の収集タイプによって，財を探索財（search goods）と経験財（experience goods）とに区別する古典的な分類法がある[7]．

　探索財とは，購入前に消費者によって十分な品質情報のチェックが行われる財である．自動車や住宅など，そうたびたび購入する機会のない価格の著しく高い商品がこれに相当する．探索財の場合に消費者は，情報集めへ積極的に関与する．購入前の段階で消費者は，商品について生産者とできるだけ同じ情報を共有する努力を行う．

　経験財とは，実際に購入してみてはじめて品質を確認する財である．日常的に購入する食品がその典型例とされることが多い．価格は高くないので実際に買って試してみて，気に入ればその後何度も購入することになる．この場合，生産者は事前に商品の情報をよく知っているが，消費者は事後にしか情報を知り得ないということになる．

探索財であるか経験財であるかの違いは，消費者が事前の情報収集を行うかどうかで決まる．品質の検討にかかる探索費用と，それによって高い品質を選別できることから生まれる満足度の向上とを比較してみて，後者が前者を上回れば人々は事前の探索を行い，その財は探索財となる．単価が高い財や長い年月使い続ける財だと探索費用は相対的に低くなるから，探索財になりやすいのである．

　食品は経験財だが，もちろん事前に相当の情報収集をしている．表面的な特質からその他の情報を推測できる場合もある．例えば果物ならば至る所で販売されているので価格や品種の比較は当然できるし，小売店の店頭で実際に手にとってみたり匂いを嗅いだりして，いくつもの中から選択することが可能だろう．自動車を購入する時には，確かに時間をかけて何冊もの情報誌に目を通したりいくつものディーラーをまわるけれども，その努力と自動車の単価との比率は青果物購入時の吟味とその単価との比率に比べた時にどれほどの違いがあるのかは実ははっきりしていない．

　評判や「のれん」など企業のブランドイメージは，品質情報を推測するための手掛かりとして消費者に利用されている．長い間の活動によって築き上げてきた信頼は，新製品の品質評価が定まらないときに大きな役割を果たしてくれる．

　品質の高さは確実に消費者の効用を左右するから，製品差別化の手段となることを企業は知っている．しかしそれも顧客に認知してもらえなければ意味がない．そこで企業は広告や宣伝を利用して人々の探索費用を引き下げようとする．利用する媒体によっては広告に共同消費性があるから，企業はより多くの人々に情報を伝達することができる．

　探索財だから広告が多く，経験財だから広告が少ないと言われることもあるが，実はそうではない．通常，経験財として分類されている食品の広告頻度は高い．その広告のスタイルは，情報過多となりやすい情報型広告は避けられて，感性に訴えるような説得型広告が中心である．情報量が多いと消費者に情報処理の労苦を強いることになり，かえって探索費用を引き上げてし

まって逆効果になるからである．

　安全性の探索可能性は高くない．安全という品質には不確実性が混入しやいから，いくら探索費用をかけても事前に品質を特定できないことが多い．つまり安全性は経験財的特質をもつ品質だといえる．食中毒のような急性食性病害が起こって，漸く事後的にその安全性が低かったと特定される．

　ところが，発ガン物質や催奇性物質の混入による慢性食性病害の場合は，購入後も危険性がはっきりせず不安が長期間続く．このように事後的にも品質が特定できない財は，信用財（credence goods）と呼ばれている[8]．信用財は，消費者だけでなく生産者にとっても事後的に情報が不完全となるが，経験財か信用財なのかを截然と区別することは難しい．

4. 安全と安心の基本モデル

4.1 食の安全性の特殊要因

　消費財の安全性の中でもとりわけ食品の安全性に対する関心が高いのは，次の理由からである．

　第1に直接体内に取り入れる消費形態であること，第2に日常的に消費されることである．この2つの理由のため，われわれは食に起因した危険にさらされる機会が多い．

　第3は危険をもたらす原因因子が非常に多様なことである．食の安全性を脅かす危害因子として懸念されているのは，例えば，腐敗，病原菌，食品添加物，アレルギー物質，残留農薬，硝酸体窒素，ポスト・ハーベスト，残留抗生物質，成長ホルモン，放射線照射，内分泌攪乱物質，遺伝子組換え体，クローン生命体などである．腐敗を防ぐために使用される食品添加物が逆に安全を脅かす例も報告されている．危害因子が混入しないように管理すべき点が極端に多い．したがって，危害因子をすべて取り除くことや完全にコントロールされた環境を作り出すことは事実上不可能である．

　第4は次世代に影響を与えるような危険も存在することである．催奇性が

直接的な問題であるが，それ以外にも環境を介した残留農薬や環境ホルモンなどの問題も指摘されている．その影響の伝播の実態は，複雑で未知の要因が様々関係してくる．

4.2 安心度の分解

「安全・安心」と一括りで扱われることが多いが，両者ははっきりと区別すべき概念である．安全は客観的な尺度，安心は主観的な尺度で把握される．すなわち，安全度は科学的手法を用いた測定値として示すことが可能であるが，一方，安心度はあくまで人間が感じる程度であるので，同じ安全度であっても異なった人は異なった想いを抱く．消費者の関心事である安全性とは，実は「安心度」を意味している．したがって消費者を安心させるためには，単に「安全度」を高めるだけでは済まない．

安心度は次の3つの要因から構成される．第1に安全度，第2に安全度の揺らぎ，第3に危険に対する主観的評価である．

4.3 安全度とその揺らぎ

安全度とは，どれだけ危害因子を取り除いたかによって決まる．例えば中毒を起こす細菌汚染の場合，何個の細菌が付着しているかという安全度（危険度）指標を科学的に示すことができる．

この安全度の水準は，食品工学技術の発展と産業の近代化によって，確実に向上してきた．しかし安全度をいくら正確に把握しようとしても，どうしても情報の揺らぎが混入してしまう．情報の不確実性が問題となる．

この揺らぎはまず測定上の誤差によって引き起こされる．たとえば細菌数の測定をするといっても，せいぜいサンプル検査しか行われない．もちろん食べる時にいちいち食品すべての細菌検査をすることは不可能ではないけれども，時間と手間の問題を考えるとほとんどの場合実行されない．

そこで次善の策として測定されないものの安全度は，実験データと食品の製造，流通，陳列過程における衛生環境の実態をもとに推測された汚染の危

険度として提示される．当然のことながらこの手法からも誤差は発生する．

安全度情報の揺らぎは，食品を提供した側が関与できない事情によっても起こりうる．例えば腐敗などに関する安全度情報は，賞味期限の形式で提示されることが多い．しかし，「要冷蔵」食品の場合だと冷蔵保存されていることを前提に割り出された期限であるから，もし消費者が実際に食べるまでの間にその食品が何かの事情でかなり長い間常温状態にさらされていたとするならば，食品中の細菌数が急増してしまって表記の賞味期限はほとんど意味をなさなくなる．

消費者側の事情に起因する揺らぎもある．細菌を同じ数だけ摂取したとしても，高齢者であったり，妊娠中であったり，免疫力が低下していたりなど健康状態によって症状に大きな違いがでる．

情報を評価するために必要な参照点の確立が重要である．例えば，危険な化学物質について，毒性が現れると考えられる閾値を決定して最大無作用量（NOEL）や1日許容摂取量（ADI）を定めることはその具体的作業例である．これよりも困難なのは閾値がないと考えられている発ガン物質や催奇性物質の基準作りである．

4.4 危険に対する主観的評価

安全への配慮を徹底したとしても，決して危険をゼロにすることはできない．安全度を安心度へ評価替えするには，残る危険がどのくらいの確率で起こるかを個人の効用として把握することで行われる．最もポピュラーなアプローチは期待効用仮説である[9]．

期待効用仮説では，危険発生の確率分布が判明したとして，そこで起こりうる危険に対する個人の効用（この場合は不効用）をそれぞれの発生確率でもって加重平均することで危険度の主観値を把握する．期待効用に関する議論から明らかにされることは，たとえ同じ危険に直面していても危険回避度が異なれば個人の感じる危険度は異なってしまうという主観性の問題である．

この個人の危険回避度の違いは安心度（危険度の心理的評価）に違いをも

たらす．その違いから生み出される安全対策への要求の格差は，実のところ相当大きい．最も危険回避的な人々は，危険が全くないゼロリスク対策の実行を主張する．その対局にあるのは，危険の期待値が低下したならばそれだけで危険対策が改善されたと評価しうる立場の人々である．人ごとのように危険を受け入れる彼らは危険中立的な意識を持つと考えられる．

4.5 揺らぎに対する主観的判断

しかし安全度への認識の違いは，実は危険回避度が違うからではなくて，危険発生の確率分布をどのように認識しているかの違いによって生み出されている可能性の方が高い．未知の危険に対して強い懸念をもつ人々にとって，そのことによる危害の主観的評価値とそのことの主観的な発生確率とはどちらも大きくなりがちである．それをもとに期待効用を計算すれば，主観的危険度は当然大きくなる．遺伝子組換え体の安全性について，一般の消費者と科学者との間で議論がかみ合わない場面が多々あるけれども，まさにその典型例だと考えられる．

このように安全対策を行う時には，少なくとも評価するための安全（危険）情報を的確に提示することが重要である．人々の間に共通の認識がなければ，主観的危害評価と主観的発生確率はバラバラとなり危険に対する意識は収束し得ないであろうから，安全対策へのコンセンサスを築くことは決してできない[10]．

5. 安全対策の経済学

5.1 安全対策の価値

安全対策の価値は消費者の評価を積み上げて測ることが理想だが，その金銭評価は簡単でないし，また様々な個人の評価を単に集計してよいのかという理論上の問題もある．

そこで予想損失アプローチと呼ばれる安全対策から生み出される利益の推

計が代替手法として利用されている．事故や被害に遭う確率が低くなるとどれだけ医療費を節約できるのか，また生命を失うかも知れないような危険を避けることができたらどれだけ将来所得を増やせるのかなど，様々な金銭評価が試みられている．ライフサイクルを考慮しながら割引現在価値を最終的にもとめる[11]．

安全対策とは，事故が発生したときに負わなければならないコストを，事前の対策費に移し替えることで社会的費用を節約しようというものである．安全対策に規模の経済性があれば，1人ひとりの個別対策よりも低い費用で危害を防ぐことができるので，安全対策を行う価値がある．

危険に対するもう1つの備えは保険である．リスクを社会全体でプールすれば個別の損害は十分補償できるだろう．したがって安全対策を実行するかどうか判断するときには，経済的有効性について保険と比較してみることも必要である．しかし一般的に保険はモラルハザードの問題を引き起こすおそれがあるので，食品損害をすべてカバーする保険を設計することは難しい．

5.2 安全便益の帰着

消費者は商品の対価の中から安全対策の経費を支払っている．しかし対策コストの消費者価格への転嫁の程度はさまざまで，それは商品供給の市場構造によって決定される．

市場が水平的に競争的である場合，企業は安全対策費がかさんでいても，なかなか価格を引き上げることができない．そして独占的な部門と競争的な部門とが垂直的に関係しているとき，独占的部門は費用を相手部門に押しつけるであろう．ただし安全対策に直接関与しているならば，価格に転嫁できなくとも，安全対策を製品差別化の手段として非価格競争に利用することで対策費の回収をはかることができる．

安全対策の便益が誰に帰着するかは，そして費用を誰が負担するかは，安全対策へのインセンティブを左右し，結果的に安全対策が円滑に遂行されるかどうかを決める．

5.3 HACCPの意義

近年多くの企業が最新の食品衛生管理手法としてHACCP(危害分析・重要管理点)方式を採用している[12]．その意義の1つとして，情報提示の効率性の高いことが指摘できる．

HACCP方式で生産された食品では，安全確保の手順がパッケージ化されて消費者に提示される．かつてサイモン[1965]が指摘したように，消費者の認知・知覚能力には限定合理性がある．食品の安全管理のポイントは複雑で多すぎるから，たとえ新しい技術を導入して様々な安全水準をめざましく向上させることができたとしても，1つひとつその説明をしていったならば消費者は確実に混乱するであろう．それよりも一貫した考え方で安全水準を維持する体系を組んだと説明したほうが逆に説得的であろう．消費者はそのパッケージを一括して信頼すればよい．なお，HACCP方式を採用することが安全性に強い関心をもっているというシグナルの発信になっていることも，HACCP方式の重要な特徴である．

5.4 トレーサビリティの可能性

情報の不完全性は情報の非対称な偏在と不確実性の混入によるのだから，フードシステムが深化すると情報がさらに不完全になるのは避けられない．食品が農家の庭先で生産されてから消費者の食卓に届くまでに数多くの加工業者や流通業者などが関わる．通常は相互に直接取引をしている関係者間でしか情報は交換しないし，その情報量も限られている．関与する主体が増えれば増えるほど監視できない予期しえない事態が数多く混入してくる．

フードシステムの中には生産工程，加工工程，流通工程，販売工程があり，それぞれに様々な経済活動が営まれている．活動ポイントごとに関与した人，作業方法，時間，環境など多くの情報が付け加わっていく．しかしほとんどの情報は発生したと同時に消滅しており，他の人は知ることができない．ところが製造物責任が問われるような事故が発生すると，その情報に強い関心が持たれ，後から振り返られることがある．

フードシステムの川下からどれだけ情報をたどっていけるかどうかが，トレーサビリティ（追跡可能性）である．生産段階から消費段階までに付け加わったあらゆる情報が事後にすべて確認できるならば，トレーサビリティ度100%となる．

トレーサビリティの目的の1つは，問題が起きた商品の原因を個別に遡ることにあるから，それが可能となるためには，分別流通が実行されていて，しかも各工程において記録が保持されていなければならない．現代のフードシステムにおいては，どちらも行われていないことが多く，完全な追跡は不可能である．

記録を取らないのは，もっぱら費用がかさむからである．同時にある程度リスクを負担しても追跡可能性を断つことで利益を獲得しようとするビジネス上の動機も作用している．つまり商品の品質情報が不完全だとどんな粗悪品が混入しているかも知れずリスクが高くなるけれども，その分価格交渉上有利になるからである．もしトレーサビリティが確保されれば，誰も責任がとれないような事故を除いて，後方（川上）へ責任を転嫁することが可能になる．どちらを選択するのかは，判断する側の危険回避度にかかっている．

トレーサビリティの機能の第1は，言うまでもないことだが，消費者への情報提供を完全にすることである．現在トレーサビリティの確立が強く希望されている部門は，遺伝子組換え体の確認と有機農産物の認証である．この消費者の権利を確実にするには，トレーサビリティというシステム全体による取り組みが求められる．この場合，社会全体でコストを負担していくことが必要となる．

機能の第2は，安全システムにおけるフリーライダーの排除である．品質改善や安全対策の責任を明確にしうるので，社会的に品質や安全性を向上させるための強いインセンティブを与えられることが可能になる．

6. おわりに

　食における安全問題につれて，情報の不完全性を中心に検討してきた．最後に本章中で検討できなかったいくつかの規範的経済問題を残された検討課題として指摘する．

　(1) 情報の経済学から得られる典型的な3つの政策インプリケーションを確認しておこう．これらは相互に関係し合う．第1に逆選択を起こさせないことである．情報不足のため安かろう悪かろうの安全性の低い食品だけが市場に出回る危険が高まらないようにしなければならない．第2にモラルハザードを防ぐことである．例えば一度認証を受けた有機栽培農家がその後も適切な生産を続けられるかどうかは，モニタリングの確実な実行が肝要である．第3にシグナリング均衡が可能になるかどうかである．企業が真剣に安全対策を実行したかどうかを，消費者が適切に認知できるためのシグナルが必要である．

　(2) 安全対策の便益は究極的に消費者へ帰着するから，安全対策の費用が価格上昇を通じてすべて消費者に転嫁されることもあり得る．しかしその結果，所得の高い階層しか安全性の高い商品を購入できなくなる事態も起こりうることに配慮が必要となる．

　(3) 安全対策は外部性をもつことがある．例えば病原性大腸菌 O-157 は，経口伝染病として多くの人々を巻き込む危険へと拡大していった．O-157 を社会から根絶するには，個別の対応ではなく広域かつ広領域の対策が有効であることが証明された．O-157 対策のもつ社会的便益とその対策には一種の規模の経済性があることから，公的対策によって対処しなければならないことは明らかである．

　(4) トレーサビリティを実際に構築しようとすると非常な困難に直面するであろう．フードシステムにおいて，HACCP はイントラ・システムな情報管理であり，トレーサビリティはインター・システムな情報管理である．

安全対策に結びつけたトレーサビリティを完成させるには，フードシステムのサブセクターにおいてHACCP方式があまねく普及していることが必要になってくる．すべての農産物や食品にトレーサビリティを導入すべきかどうかは疑問である．例えば70％のトレーサビリティにとどめるとか，必須度を勘案した選択的なトレーサビリティを進めることのほうが現実的であるだろう．その判断には費用便益分析が必要となる．

(5) 安全制度の国際的な検討が急速に進んでいる．国内の安全制度を国際的な制度と調和させていく作業が今後さらに重要になるだろう．さきのGATTウルグアイラウンド合意におけるSPS協定やFAO/WHOコーデックス委員会のガイドラインは将来の方向性を示している．今後の安全制度はますます貿易制度の中に統合されていくことは間違いない[13]．

注
1) ミール・ソリューション（MS）またはホーム・ミール・リプレイスメント（HMR）はこの意味での外部化サービスである．
2) この解釈は筆者のフードシステムに対する認識を反映したものである．フードシステムの基本的な説明は高橋［1997］第1章が最もまとまっている．あわせて中嶋［1999a］も参照のこと．
3) 家計内生産関数については，Becker［1965］, Michael and Becker［1976］を参照．
4) Lancaster［1966］やLancaster［1971］を参照のこと．ほかにSmith［1959］, Adrian and Daniel［1976］, Price et al.［1978］, Pinstrup-Anderson and Caicedo［1978］も示唆的な研究である．
5) 顕示選好アプローチについては，Theil［1952］, Houthakker［1952］が古典的な文献である．品質と消費の問題は経済学的アプローチ以外からも多くの取り組みがなされているが，なかでも心理学的アプローチと社会学的アプローチの2つが有力である．両アプローチをもとにしてマーケティング理論の中で品質に関するオペレーショナルな定義が与えられている．まとまったレビューとしてはFrenzen et al.［1994］を参照のこと．
6) 情報の経済学の用語に当てはめれば，消費者が依頼人，生産者は代理人である．なお，ゲーム理論におけるハルサーニ変換（Harsanyi, 1967）を用いれば，この不確実な事象も自然（Nature）という主体として，モデルに組み込むことができるであろう．

7) 食の安全情報と結びつけた財の分類については，Antle［1995］を参照のこと．
8) Darby and Karni［1973］の分類による．
9) リスクに対する人々の主観的な判断や態度を分析していく上で期待効用仮説は有効であるが，一方で限界もよく知られている．カーネマン・トゥヴェルスキー Kahneman and Tversky［1979］のプロスペクト理論はその限界を克服してくれる．包括的な解説は市川編［1996］第4章を参照．またスロビックは主観的リスクの問題について数々の命題を打ちだしている．あわせて日本リスク研究学会［2000］第7章を参照．
10) 人々は事前の情報が十分でない場合には，ヒューリスティックスと呼ばれる思考法で確率予想するといわれる．いずれも主観的確率は上方のバイアスをもつことが知られている．市川編［1996］第3章を参照．なお，ヒューリスティック型リスク推定の反対はアルゴリズム型リスク推定という．
11) OECD「1983」および Caswell「1991」を参照のこと．
12) HACCP方式については第9章を参照のこと．
13) 今後の安全性問題を考察していく上で次の2つの点が重要であると思われる．第1に，国際協調の必要性と国家主権の尊重の兼ね合いをどうつけるかである．EUの経験から導かれた「補完性の原則（subsidiary principle）」が1つの答えを導いてくれる．第2に，安全問題から環境問題へと視野を拡大していくことである．その時に環境問題の判断基準「予防原則（precautionary principle）」を安全性の議論にどのように取り込むかがポイントとなる．これについては第3章，第4章で再び議論する．

第3章　食品安全政策の経済学

1. はじめに

　本章の第1の課題は，現代の食品安全政策の枠組みを理論的に整理し，最近の制度改革を踏まえつつ，その狙いを考察することである．

　第2の課題は，この政策論議に農業経済学がどのように関与していて，どのように制度の発展に貢献してきたのかを検証することである．

　そして第3の課題は，食品安全政策におけるグローバリズム要素の考察である．現代の食品安全政策はWTO制度を前提にして構築せざるを得ない．Antle [1999]が述べるように「最近まで，食品安全規制は食品科学者と政府の担当者の独壇場だった．経済的効率性も規制がもたらす所得分配的可能性も，ほとんどの法制度，規制策のデザインのなかで何らかの役割を果たすことはなかった．」実際のところ，食品安全政策は，食品関連の公衆衛生学，食品衛生工学，そして各国行政および国際機関のテクノクラートと法律担当者によって支えられて発展してきたといえそうである[1]．

　消費者を食品危害から保護するには，1日として手をこまねいて傍観しているわけにはいかないから，まず食品工学や衛生学が乗り出してすばやく対処するのは当然だとしても，制度設計などの面で経済学や経済分析が貢献できる分野は決して少なくはないだろう．Antle [1999]によれば，事実，最近のアメリカでは経済学者もこの問題に関与し始めたという．残念ながら，わが国ではまだその段階に達していない．以下では欧米の動きを検証しつつ，

食品安全政策と研究の両面においてわが国への含意を導くことにする[2]．

2. 食品安全問題のミクロ経済学

2.1 食品安全性の解剖

食品安全度とは，危険度を裏返したものとして理解される．危険度は，危害要因そして危害属性に分解することで，より分析的な把握が可能になる．

(1) 危害要因

危害要因は危害因子と危害内容とから構成される．危害因子となるのは，微生物，寄生虫，化学物質，その他物質であるが，それを危害内容でさらに分類してみると以下のようになる．

第1の危害は食品の変質である．腐敗細菌，酵素の作用，油脂の変敗による．人々の安全へのプリミティブな関心はまず鮮度に向けられがちである．しかし，鮮度は食品の安全性において限られた問題でしかない．

第2の危害は食中毒である．感染型細菌，毒素型細菌，及びその中間型がある．消化器感染症や人畜共通伝染病もこの中に含まれる．寄生虫による感染症，化学物質（重金属，農薬，添加物）中毒，さらに自然毒がある．

第3の危害は放射性物質による障害，そして第4の危害は食品添加物による発ガン性，変異原性，催奇形性，繁殖障害である．第5の危害は，通常の食品成分であるが特定の人には危害となるアレルギー物質である．そして最後，第6の危害は，栄養不良もしくは高血圧，糖尿病を引き起こす食品の摂取過剰である．

以上は食品衛生学での通常の分類にしたがったが，それ以外に懸念されている危害要因としては，成長ホルモン，環境ホルモン，さらに遺伝子組換え体やクローン体がある．関連する原因物質だけでなく，新技術そのものも懸念されている．

(2) 危害属性

危険の分類は，明示的かつ暗黙的に次の4つの危害属性を軸に行われてき

た．

第1に危害因子の種類，すなわち生物的危害，化学的危害，物理的危害の区分である．これによって危害が混入・侵入する経路が異なってくる．そして危害の別によって人的操作が与える影響も異なっている．なお生物的危害では，増殖という問題が加わることに留意する必要がある．

第2に危害要因の認知可能性である．腐敗と変色を除いて，ほとんどの場合，危害要因を観察することができない．

第3に危害発生の速さと長さである．1つの基準は慢性か急性かの区別であるが，それには発症までの期間と，発症してからの期間とがある．それは2値的なものではなく，慢性といっても数年程度の期間のものから催奇形性のように次世代にまで及ぶものもある．

第4に危害要因量の問題である．特に重要なのは，危害発生までの危害要因に閾値があるか，閾値がないかの区分である[3]．

以上の4つの危害属性が，安全管理手段と設定すべき基準を決定するわけだが，しかしすでに確認したように危害要因は非常に多様であるから，それぞれを管理しリスクを抑制するために採用される手法は，実際のところ *ad hoc* なものにならざるを得ないことが容易に理解できるだろう．

2.2 食品安全の需要理論

(1) 基本モデル

安全性への需要は，所得，価格，客観的なリスク，主観的なリスク，危害要因への暴露量，リスクの懸念度によって決定される．そして始めの2つを除いた要素群は，人口動態的要因（年齢，教育）や政策（レベル，その他安全情報）から影響を受ける（Antle [1999]）．

食品安全性を消費者の健康を左右するパラメーターにもつ消費選択モデルを解くと，安全変数を含んだ食品の需要関数を導くことができる．理論的には，次の3つのアプローチがある．

第1のアプローチは，危害要因が効用関数に直接影響を与えるというモデ

ルである．ただし危害因子の暴露量を消費者自らが選択できるかどうかで，モデルに違いが現れてくる．Weaver [1995] は，消費者の暴露量をコントロールできる程度によって，危害要因を，①緩和できない外生要因，②一部緩和できる外生要因，③完全に緩和できる内生要因の3パターンに整理してモデルを提示した．

第2のアプローチは，栄養という財を利用して，中間生産物「健康」を家計内生産するモデルである（Zellner [1986]）．ヘドニック・アプローチはこのモデルを基礎にしていることが多い．第1のアプローチにおける危害要因の緩和活動は，まさしく家計内生産活動であるから，実は両者を融合したモデルの方が多く発表されている．なお van Ravenswaay [1995] は，健康活動を健康維持，健康保護，健康回復の3つに大分類する．健康保護活動は，さらに危害回避，危害暴露量の削減，危害抵抗力の増進に区分されている．

第3のアプローチは，消費から獲得される効用が安全状態によって異なることに注目し，状況依存型効用関数（state-dependent utility function）によって分析するモデルである（Evans and Viscusi [1991]）．この場合に危害要因は財に体化していると考える．安全・危険は確率的な事象であるということで，期待効用アプローチを利用することになる．このモデルを利用すれば危害要因混入の不確実性を明示的に分析できるようになる．

Choi and Jensen [1991] は第1と第3のアプローチの融合モデル，Falconi and Roe [1991] は第2と第3のアプローチの融合モデルを構築した．そして Young [1995] は第1から第3までの融合型モデルを提示している．

(2) 安全便益と支払意思額

需要モデルは，安全（危険を回避すること，もしくは死亡率を下げること）に対する支払意思額 WTP を計算するための基礎となる．この支払意思額を求められれば，安全性の需要関数を導出できることになる．

支払意思額は危険費用の把握にも利用できる．危険費用の計測には様々な手法が模索された．栄養の限界価値や人的資本アプローチ（生命の価値）か

ら始まり，代替的な治療費と逸失所得を合計した病気費用 COI アプローチに結びついていった．

病気費用アプローチは直感的にアピールする手法だが，実は支払意思額に一致しないこと，そして支払意思額は4つの要素，①治療費，②逸失所得，③予防費，④病気の不快度から構成されることが証明されている（Harrington and Portney [1987]，Weaver [1995]）．安全性への支払意思額の計測は，非市場的価値を把握しなければならないので，仮想状況評価法 CVM やコンジョイント分析が利用されている（van Ravenswaay [1995]）．

2.3 食品安全政策の経済分析
(1) 食品安全性の最適供給
Antle [1995] は食品安全制度のデザインに関して次の命題を提示した．
- 食品安全性には様々な次元が存在
- 100％の安全性を確保することは無理な目標
- 公的資源と民間資源の組み合わせを考慮すべき
- 経済的判断基準は限界的な費用便益の均等化

最後のポイントは，社会的に最適な食品安全性の水準は安全性に対する需要曲線と供給曲線の交点で定まると表現されることもある（Henson and Traill [1993]）．いうまでもなくこの需要曲線は先の需要モデルから導かれる．

しかし，このナイーブなアプローチに限界があることは，すべての研究者に認識されている．安全性を提供する過程では，情報が不完全性なために市場の失敗が起きており，社会的にみて最適な水準が実現していないのである．

(2) 情報の不完全性
食品安全政策とは，情報の不完全性が引き起こす市場の失敗の補正政策を意味する．そして安全制度の分析では，情報の経済学や不完備契約理論，プリンシパル＝エージェント理論が利用されている（Weiss [1995]）[4]．

品質の認知可能性を手掛かりにして，Darby and Karni [1973] は，食品

を探索財,経験財,信用財に分類した.探索財と経験財は,Nelson [1970]の定義にしたがっている.今では,この3種の財分類は,食品の品質・安全問題を分析するすべての研究者の共有する概念となっている.

探索財とは,消費した事後にはもちろん事前にも品質が確認できる財.経験財とは,事前には確認できないが,事後には確認できる財.信用財とは,事前にも事後にも品質を確認できない財である.分類の結果は,危害の認知可能性によって変わってくる.同じ食肉であっても,腐敗の面からみると探索財,O-157だと経験財,残留薬品だと信用財というように異なって分類されるのである.

ところで,危害が存在しても,それが探索財に分類される場合には,情報問題は発生せず市場の失敗を心配する必要はない.また経験財も,情報の経済学が教えるように,ある条件が揃っていれば市場の失敗は必ずしも起こらない.Antle [1999] は次のようにまとめている.

【市場の失敗が起こらない例】
①繰り返し購入され,製品情報が安く手に入り,購入の前または後で製品の品質が確認できる.
②十分な数の知識のある消費者が存在していて,安全性への需要を代弁する代表者が存在する.

【市場の失敗が起こってしまう例】
①情報が不完全,1回限りの購入,情報コストが高い.
②事前も事後も情報が不完全である.
③消費者の大多数が安全性の要件に関して知識が乏しい.

(3) 費用便益分析

Antle [1999] によれば,かつてのアメリカの食品安全規制にも(経済)効率性基準が適用されることはなかった.ところが規制影響評価(RIA: Regulatory Impact Assessment)が導入されて,状況が大きく変化したという.食品安全対策にも数量的RIAが求められるようになり,費用便益分析をベースにした効率的な食品安全規制が模索されるようになった.このこと

は，HACCP（危害分析重要管理点）方式を新しい規制制度として期待するようになった背景にもなっている．研究文献でも，費用便益的視点から食品制度を検討するものが急増している．

(4) HSE 規 制

食品安全政策の経済学的な議論は，健康・安全・環境（HSE）規制のフレームワークの中で進められてきた．HSE規制は社会的規制の1つで，情報の不完全性，外部経済性，公共財的性格によって起こる市場の失敗を補正する手段として位置づけられている（Gruenspecht and Lave [1987]，横倉 [1997]）．

このように食品安全政策は環境政策と同じカテゴリーに分類されていて，政策上の要点で共通するところも多い．しかし，実は経口伝染病や催奇形性のある添加物などを除くと，外部経済性や公共財による市場の失敗はそれほど深刻ではない．このことがもたらす政策上の差異については，注意深く認識しておくべきであろう．

HSE規制では，（非)価値財への対処に関してパターナリスティックなアプローチをとることが多いと指摘されている．食品規制では，栄養政策面でこの特徴がしばしば観察されるようだが，安全政策だと消費期限，調理基準表示に一部その影響が見られる程度である．

(5) 消費者優先

社会的規制における論点の1つとして，どのように社会的目標水準を設定すべきかという議論がある．Henson and Caswell [1999] によると，食品安全政策で経済理論に基づいて提案される政策は少ないという．現実の安全政策のデザインについては，影響力のあるステイクホルダーからの要求と複雑な政治的なトレードオフ関係に左右されながら決められているのではないかと疑われている．この場合のステイクホルダーとは，あらゆる食品経済の関係者，すなわち国内，海外それぞれでの消費者，食品製造業，食品流通業，農業，政府そして納税者である．

どのステイクホルダーの利害を優先するか，すなわち社会的な厚生を判断

する時のウエイトをどのようにつけるのかは，政治的なさじ加減で定められてきた．この一見崩しがたい状況を打開しようというのが，EU および加盟諸国の食品安全制度改革のスローガン，「消費者優先」なのである．それはすなわち消費者主権の原則であるが，政策論を議論する場合には，まず始めにこのことを定めておかないと，社会的安全水準の決定は極めて曖昧なものになってしまう．

2.4 欧米における食品安全性研究
(1) アメリカ

論文の発表量および内容から判断して，食品安全性の経済分析はやはりアメリカが先行している．87 年に始まった NE 165 という食品産業研究プロジェクトが，精力的に研究集会を何度も開催している．90 年 6 月に食品安全性をテーマにワークショップを開催して，その成果は Caswell [1991] として出版された．また 94 年に再び安全性をテーマにワークショップを行い，それは Caswell [1995] として出版されている．95 年には 1 月と 6 月に 2 回ワークショップを開いて病原体や健康リスクの問題を取り上げている．98 年 6 月には HACCP をテーマに会議を開いて，その成果は Unnevehr [2000] として出版されている．99 年 6 月にはバイオテクノロジーをテーマに開催している．

アメリカ農業経済学会のセッションでも，安全問題がたびたびテーマに取り上げられるようになっていて，これらのワークショップのメンバーが成果を発表している．例えば 96 年の食肉産業における HACCP 問題 (AJAE 78(3))，96 年の加工・流通業における安全・品質基準の規制問題 (AJAE 78(5))，99 年の微生物リスクの費用便益分析 (AJAE 81(5)) が学会誌で確認できる．

(2) イギリス

Food Policy 誌が 93 年 (FP 18(2)) と 99 年 (FP 24(6)) に食品安全問題の特集を組んでいる．特に 99 年の特集は，食品安全問題を総合的に議論し

た極めて有用な論文集になっている．

　イギリスでの研究動向は，ヨーロッパ全体で進んでいる食品安全性研究の動きを代表していると考えてよいだろう．第4章でEUで進められている食品安全制度の改革過程をレビューするが，その作業は90年代前半に本格化している．たとえばフィレンツェのヨーロッパ大学院では主に法学者たちが食品法の改正案を提案するワークショップを開催してSnyder [1994] として公表している．また欧州議会と欧州委員会は，97年11月に共同で会議を開催し，幅広いスピーカーを招いて「食品法と食品政策」の検討を行っている．それだけでない様々な検討の積み重ねを経て，最終的に食品法一般原則の制定と欧州食品安全機関の設立へ結実したのである．

(3) EU食品法

　ヨーロッパでは食品法という法学ジャンルが認知されている．EU食品法の入門解説書O'Rourke [1999] は，流通，表示，衛生，品質，安全性，添加物，栄養，機能性食品，遺伝子組換え食品，食品安全機関，国際制度の観点から食品法を説明している．

　わが国では食品衛生法が食品政策の基本である．食品法の国際比較をしたKellam et al. [2000] から判断すると，欧州各国の体系に比べて，日本のそれは異なるように思われる．

　Agra Europe の姉妹誌として *EU Food Law Monthly* が発刊されているが，同誌と *Eurofood* を読むことによって，食品業界の動向と食品法の改正準備および改正点のすべてを知ることができる．実務家と研究者が集える食品法という議論のアリーナがすでに用意されていて，情報の収集や相互の議論を容易に行う環境が整備されていることに注目すべきであろう[5]．Agra Europe社をはじめとする情報会社，マーケットリサーチ会社が，たびたび食品安全と品質に関する講演会を開催している．

3. 国内食品安全対策の再編

3.1 食品安全政策の要素

広い意味での食品の安全政策は，次の5分野の制度・手段の枠組みから構成される．すなわち，公衆衛生，食品衛生，動物衛生，植物防疫，環境保全である．担当する行政官庁は主に厚生労働省，農林水産省であるが，それ以外に内閣府（旧経済企画庁），環境省や経済産業省が重要な役割を果たしている．このような役割分担は EU 各国でも同じく観察される．

食品衛生対策とは，大きく2つの柱からなる．1つは異物混入，まぜもの (adulteration)，汚染，残留による問題を，悪意，無理解，過失，事故いずれの事由にかかわらず，起こさせないための対策をとること．もう1つは新製品，添加物，容器，GMO，その他（放射線照射，ホルモン）の安全審査を適切に行うことである．

食品安全政策の機能を考察するには，法制度レベル，規則レベル，実務レベルから構造的にアプローチすることが有効であろう．

法制度は，大きく次の2つのことを目的としている．1つは，不法行為に対する罰則や賠償を定めること．もう1つは，目標規格の設定である．

規則には，実に様々な手段がある．食品衛生における手段としては，規格基準（性能・成分基準，製造・加工基準，調理基準，保存基準），安全性審査，検査（サーベランス，査察），表示，認証，ラベル，トレーサビリティなどがある．

最後に実務であるが，以上で用意された規則手段をいかに利用し組み合わせていくかが問題になる．

3.2 規制と経済的誘因
(1) 3つの視角

危害の情報の不完全性の内容によって用意される規制手段が多様に存在し

ている．それらは相互に代替関係と補完関係が存在していて実に複雑である．Henson and Caswell [1999] は，それぞれの機能や有効度を分析的に明らかにするために，いくつかの切り口を用意した．

第1に事前手段と事後手段という切り口である．事前手段に該当するのは，規格，査察，仕様化，使用許認可であり，事後手段に該当するのは検査と製造物責任法（PL法）などによる罰則である．これらの手段は排他的に選択するのではなく，相互に補完させて有効に機能させることが望まれる．

第2に私的手段と公的手段という切り口である．私的手段には自己規制（TQC）と認証（ISO, HACCP），公的手段には政府の直接規制，PL法が該当する．これについては複数の組み合わせがありえるが，どちらかというと私的手段か公的手段を排他的に選ぶ傾向がある．またそれらを社会的に評価するときには，政府予算の制約下でいかに費用効果的であるかが重視される．

第3に情報型規制とCAC (command and control, 命令/管理) 型規制という切り口である．公的な情報型規制は表示制度，私的な情報型規制は認証制度があてはまる．一方，CAC型規制は規格のことを意味しているが，それはさらに3種類の規格に分類される．すなわち目標 (target) 規格，性能 (performance) 規格，製品・製法 (product/process) 規格である．製品・製法規格を仕様規格として総称することもある．

それぞれの規制や手段が実現する安全性水準を比較考察した結果，次のような結論が得られている．

第1に，情報の不完全性が深刻でなければ，情報型規制は費用効果的な意味での効率性の高い安全水準を達成する．逆に，情報問題が克服できないならば，CAC型規制のほうが優れている．

第2に，CAC型規制の中で比べると，仕様規格よりも性能規格の方が効率的である．性能規格の方が，実現すべき性能水準が明確である，手段の選択の自由度が高く費用節約的な技術を利用できる，技術進歩の成果を利用できる，という点で優れているからである．

もちろん欠点もあって，特に適合性のチェックがスペシャリストでないと

難しいということが指摘されている．これらの整理は環境政策における環境経済学の考察結果と同じである（横倉 [1997], Unnevehr and Jensen [1996]）

(2) ラ ベ ル

ラベル・表示は情報型規制の一手段である．Caswell and Padberg [1992] はラベルの2つの機能を提唱する．第1の機能は，購買時点の直接情報機能である．このことは，事後の検証が可能だと規制がなくても完全情報が提供されることを明らかにした Grossman [1981] の開示過程（unfolding process) モデルに依拠しており，ラベル自体が情報の不完全性を改善する機能を果たす．経験財もしくは信用財としての属性をもつ食品であっても，適切なラベルによって探索財に変換しうるのである（Caswell and Mojduszka [1996]). そして商品への品質情報の自発的な貼付は，品質証明のシグナリングになりうる．

第2の機能は副次機能と呼ばれる．それにはさらに4つの副機能が含まれる．①製品デザイン誘因機能（消費者に知らしめる手段を製造業者が利用できるようになるので，より良いデザインへ変更する強い誘因を与える），②広告機能（advertising franchise）（ラベルの標準様式ができることで，ラベルの情報を人々が信じるようになって広告の役割を果たすようになる），③公的監視証明機能（ラベルを通して品質をチェックする），④栄養・安全教育機能（ラベルに表示することで消費者に食品機能を説明する）．副次機能としてのラベルの価値をどのように測ればよいのかが，実証的課題として残っている．

(3) 損害賠償と製造物責任

法律は大きく次の2つのことを定めている．

1つは，不法行為に対する罰則や賠償を定めることである．民法や契約法そして PL 法などによって，劣悪な品質または危険な食品の生産・販売を抑止する作用が期待されている．

もう1つは，食品衛生法による目標規格の設定である．そのことを法的根

拠にして，安全でない食品が販売された時に回収したり，生産した事業者の営業を中止させたりしてそれ以上の被害が拡がることを抑えることができるようになる．

「食品衛生法」，「農林物資の規格及び品質表示の適正化に関する法律（JAS 法）」や「不当景品類及び不当表示防止法」などは，表示の側面から目標規格を誘導する役割を果たしている．表示違反が頻発し社会的問題にあった結果，罰則規定が強化された．

目標規格およびそれに関連する標準化，使用許認可などは，衛生管理において事前手段として機能する．そして民法や PL 法などによる衛生基準違反に対する罰則規定は，被害を与えた人々への適切な補償を実現する事後手段として機能する．これらの手段は排他的に選択するのではなく，相互に補完させて有効に機能させることが望まれる．

民法や PL 対策は，欠陥や事故の発生を未然に防ぐ強いインセンティブを企業に持たせるという点で事前対策の意味をもつ．ただし，欠陥や事故防止のための具体的な手段がなければ，単なる過剰規制となってしまう．HACCP は食品製造業にとって PL 法導入の基礎条件になっているのである．

いわゆる「法の経済学」分野における不法行為法の分析は，食品安全性の供給インセンティブに関する問題を検討していくもう１つのアプローチを提供する．岡田 [1997] によれば，モラルハザードを防止しながら，いかに規制的抑止から市場的抑止へと移行するかが，安全法制上の近年の課題であるという．製造物責任法の制定は，市場的抑止へ向けた法制度の転換を意味するが，これはその他の規制手段が経済的誘因を重視するものに変化してきていることと整合的である．

食品事故が起きたときに，損害賠償責任を不当行為法（民法）に基づいて問うのと PL 法に基づいて問うのとでは，立証費用の大きさや負担のあり方が決定的に異なってくる．不当行為法の下では加害者の過失を立証しなければならないが，製造物責任法の下では加害物の欠陥を立証するだけでよい[6]．食品に PL 法が適用された結果，食品製造業者が事故を起こしたときの責任

のあり方がより厳しく問われることとなった．PL法によって過失責任原則から無過失責任原則へと転換したからである．

(4) トレーサビリティ

「農場から食卓へ」アプローチとトレーサビリティ（追跡可能性）の両概念は，すでに実際の政策で活用されている．たぶん農業経済学分野が食品安全政策に貢献した最大の成果であろう．わが国ではこれをフードシステム・アプローチの中で理解しようとしている．

トレーサビリティ手法の具体的事例としては，原産地表示制度，BSE（牛海綿状脳症）関連の牛個体識別（パスポート）制度，そして有機農産物認証表示制度などが該当する．トレーサビリティにも，ただ単に誰が扱ったかを確認するだけの低レベルのものと，どのような薬品が使われて，どのような作業が行われたかまで把握しようとする高レベルのものがある．有機認証は高レベルのトレーサビリティを必要とする．高レベルのトレーサビリティ手法は，表示，仕様規格，性能規格の要素を含んでおり，概念的にHACCPに類似する部分が大きい．

本書第2章でも述べたが，食品安全における情報の不確実性は，フードシステム内において，①経済主体間で非対称な情報の偏在があること，②流通する過程で不確実な要因が混入してくること，によって引き起こされる．トレーサビリティ手法は消費者の信頼感を高める上で有望な手段である．しかしもちろん万能ではない．

トレーサビリティは情報の偏在問題を解決するが，不確実性を除去しようとしても限られた機能しか果たさない．このことに対しては結局事後的な手段（検査と罰則）を組み合わせるしかない．トレーサビリティの導入に際しては，その点の費用便益分析もあわせて行う必要があるだろう．

BSEの関連で公的規制によるトレーサビリティ制度が注目されるけれども，たとえばヨーロッパでスーパーマーケットが青果物のプライベートブランドを作り上げた例から分かるとおり，製品差別化の手段に使えることから私的規制として確立されたものも多い．

4. 食品安全対策の国際協調

4.1 SPS措置の制度的変遷

WTO（世界貿易機関）は食品安全問題にも深く関与している．それは，各国がとりうるSPS (Sanitary and Phytosanitary：衛生・植物検疫）措置のガイドラインを提供し，個別具体的な紛争に関しては仲裁調停を行う役割を果たしている．

国民の安全を守ることは国家的課題であり，他国が口を差し挟むことは認められないのだが，そのための輸入検疫や国内の衛生対策が，偽装された輸入障壁の口実となっていないことの説明責任を国際的に果たさなければならない．その規則を定めたものが，GATT（関税及び貿易に関する一般協定）ウルグアイラウンドで新たに定められたSPS協定である[7]．

SPSに関連する問題は，47年のGATT20条（一般的例外）ですでに考慮されている．投資やサービス部門の交渉はいまだに将来の課題とされていることと比べると，この問題は早い時期から国際的に一定のルールが必要であることが認識されていた．SPS措置を含めたあらゆる技術的貿易障壁の使用に関する原則は，東京ラウンドのときにTBT (Technical Barriers to Trade) 協定の中で定められている．

ウルグアイラウンドでTBT協定からSPS措置が独自の協定事項として分離独立されることになったのは，SPS措置がGATTの最恵国待遇（第1条）や輸入品の内国民待遇（第3条）の原則に抵触せざるを得ず，TBT協定の中に組み入れることができないと判断されたからである．すなわち輸出国の状況によって農産物・食品リスクは異なってくるので，たとえ同じ産品であっても相手国によって異なった措置をとらざるを得ないからである (Roberts [1998])．

WTOルールがすべての国境措置を関税に転換するよう意図しているのとは対照的に，SPS措置では，特別に政策手段を規制の目的に応じて定める

自由度が与えられている．利用する手段は，禁輸措置や製品規格，製造・製法規格からアレルギー表示を特定の人々向けに警告表示することなどであり，様々な手法やレベルの貿易制限措置が可能である．しかもSPSの対象となる「植物と動物」には，商業農畜産物だけでなく，天然・野生の動植物も含まれている．

4.2 SPS協定の原則

SPSの諸原則を条項ごとに一覧すると次のようになる．

第2条：基本権利と義務/SPS措置の権利（第1項）．SPS措置は科学的原則に基づくこと（第2項）．恣意的差別，偽装した輸入障壁の禁止（第3項）．

第3条：協調/国際的基準，指針，勧告の利用（第1項）．特に食品衛生はコーデックス委員会，家畜衛生は国際獣疫事務局（OIE），植物検疫は国際植物防疫条約（IPPC）傘下の国際的または地域的な機関のガイドラインを参照すること（第4項，付属書A(3)）．また国際基準よりも高い保護水準が可能なこと（第3項）．

第4条：同等性/SPS措置の同等性は輸出国に挙証責任があること（第1項）．同等性の認定は2国間または多国間協議で実施（第2項）．

第5条：リスク評価とSPS保護の適切な水準/輸入国のリスク評価に基づくこと（第1項）．リスク評価とリスク管理の原則（第2, 3項）．恣意的な差別，偽装した輸入障壁の回避（第5項）．暫定的措置と追加的説明の必要性（第7項）．

SPS協定のフレームワークをどのように理解するかは論者によって様々である．

Hooker and Caswell [1999] はSPS協定が構造的2段階テストを行っていると考えている[8]．彼らによると，国際基準と異なった特別なSPS措置を認めてもらうためには，科学的テスト，次いで政策的テストをパスすることが必要だとする．科学的テストでは，他国よりも高い安全水準を設定する

ための科学的根拠を示さなければならない．

そこでSPS協定で定めるリスク分析システムにしたがった手順が重視される．リスク分析とは，次の3つの機能から構成される．

―リスク評価（危害同定，危害解析，暴露量評価，リスク解析）
―リスク管理（リスク評定，政策評価，政策実行，監視および点検）
―リスク・コミュニケーション（情報開示と情報交換）

リスク分析は，FAO/WHOコーデックス委員会で確立された概念[9]で，リスク管理への構造的対応を可能にする．この概念に従えば，食品安全対策に係わる業務機能を分解して，組織構造面と日常業務面を考慮しつつ関係各組織に実際に割り当てることができる．

まず第1のステップがリスク評価である．そこでSPS協定第5条が求めている科学的根拠に基づく適切な保護水準を決定しなければならない[10]．

第2のステップがリスク管理である．そこではリスク評価の結果を考慮しながら，政策の選択肢を検討し，適切な管理手段の選別と履行がなされることになる．

第3のステップがリスク・コミュニケーションである．国際的な透明性を確保するために貿易相手国への説明は欠かせない．この国際的な研究と対話が，多国間の協調をさらに進めると位置づけている．

第2のステップにおいて政策的テストが実行されるわけだが，そこには第5条3項で検討が求められている「経済要件」が関係してくる．経済要件には「病虫害の発生による生産や売上の減少，その対策・根絶のための費用，リスク引き下げに関係する代替手段の費用効率性」が指摘されている．このことは第5条6項で経済的実現可能性と表現されていて，彼らは「相応性(proportionality)」の原則の適用だと解釈している．

相応性の原則とは，自由貿易からの利益と安全性確保に係わる利益とがバランスしていなければならないことを意味するのだが，そもそもそのためには経済利益と安全の利益とが比較できるという立場を認めなければならない．

一方，Roberts［1998］はやや異なった意見を表明している．彼女もSPS

措置の認可はリスク分析パラダイムによって定められていると考えるのだが，「保護の適切な水準」とリスクの目標は，たとえ科学的なリスク評価であっても，そこには価値判断すなわち一種の規範的基礎が存在していて，それは経済的パラダイムとは異なるのだという．費用便益分析ではなくリスク関連コストをベースにした規範的基礎をSPS協定が暗黙裡に認めていることは，リスク回避のあり方に経済便益を考慮することについて反対する哲学を示していると考える．

SPS措置が偽装された貿易制限となっていないか，国民の健康を保護するためにSPS協定が適切に機能してきたか，を判断する試金石として多くの文献で引用されているのが，EUがアメリカの成長ホルモン使用牛肉を輸入禁止にした問題である（岩田[1998]，Roberts[1998]，Hooker[1999]）．いうまでもなく，アメリカは偽装された輸入障壁だと批判し，EUは消費者を保護する権利を行使した結果だと主張した．

問題は80年代から発生していたが，87年にアメリカは当時のTBT協定に基づいてGATTに提訴した．97年にパネルが裁定報告書を提出し，さらに98年に上級委員会が報告書を提出した．その結果，EUの決定は適切な危険性評価に基づくものではなく，EUのホルモン牛肉に対する輸入禁止措置はSPS協定に照らして違法だと裁定されている．

4.3 SPS原則を超えた課題

ここで引用した文献は，いずれも欧米の学会誌に掲載されたアメリカの研究者の論文である．両者の見解には「温度差」がみられるけれども，いずれも輸出国からの論理が背景にある．

輸入国側からの見解も紹介すべきだと思われるが，その代表であるわが国の見解は，SPSやコーデックス委員会で植物防疫関連の意見がたびたび表明されているものの，食品衛生を争点にしている例は少ないようである．ここには海外に依存せざるを得ない食料輸入国としての食品安全性におけるジレンマが影響しているのではないだろうか．

一方，消費者運動からのコメントは多い．農業経済分野からのまとまった意見はまだ少ないが，その中で日本農業市場学会［2001］は消費者保護を強調する見解を表明している[11]．

国内安全政策の議論で指摘した情報の不完全性の問題は，貿易においても重大な課題となっている（OECD［1999］）．先の探索財・経験財・信用財フレームワークは，ここでもたびたび利用されている．たとえば Bureau et al.［1998］は，ホルモン使用牛肉を例に，消費者への情報の不完全性が逆選択問題を引き起こすこと，自由化による貿易の利益がこのことによって相殺される可能性があることを指摘している．

安全制度の国際議論の場において，不確実性問題への関心が高まっている．成長ホルモンもそのことに関連しているのだが，よりホットイシューとなっているのは，いうまでもなく遺伝子組換え作物の安全審査と認可に関する問題である．現行の SPS の原則では，この問題に適切に対処できないと見る論者が多い．

ヨーロッパを中心にこの問題への対応の鍵と見なされているのが，「予防原則」である．今後，予防原則適用の是非について国際的にさらなる議論が起こると予想される．予防原則の定義として，BSE 禁輸の妥当性を判断した時の欧州司法裁判所の見解を引用しよう．すなわち「公衆衛生に対する危険の存在またはその程度に関して不確実性がある場合には，当局は，それらの危険が現実に甚大なものであることがはっきりと明らかになるまで待つことなく，予防措置の手段をとりうる」のであり，それが予防原則である．

予防原則は環境保全の政策設計を検討するための基準として議論されてきた概念であり，92 年のリオで開催された環境サミットで国際的に認知された．EU においては，マーストリヒト条約（92 年）から EC 条約の環境条項に予防原則が入ることになった．

欧州委員会は，次の目的から「予防原則レポート」（European Commission, 2000）を公表した．

①予防原則に関する欧州委員会としての考え方を概説する．

②欧州委員会による適用のガイドラインを確立する．

③現在の科学ではまだ完全に評価できないリスクを，どのように評価・判定・管理・伝達していくのかについて，共通の認識を作り上げる．

④予防原則が保護主義の隠れ蓑として不当に利用されないようにする[12]．

食品安全対策において予防原則を発動させることができるのは，科学的評価が行われた上で，できる限り段階的に科学的不確実性が明確にされている場合である．予防原則に基づいた手段は，次の要件を保持すべきだとされている．

〔相応性〕選択された保護の水準に応じたものであること（どんな場合も禁止といった対応は認められない）

〔非差別性〕適用に区別をつけないこと

〔一貫性〕既存の同類の手法との一貫性を保っていること

〔費用便益計算〕判断は潜在的な費用便益の検討を基礎にすること

〔検証義務〕新しい科学的データによる定期的な検証

〔進歩的検証責任〕必要な科学的証拠を生み出す責任を割り当てられること

ところで Blandford and Fulponi [1999] が指摘しているように，遺伝子組換え体への懸念は動物福祉への関心と根は同じである．このような倫理的課題，文化的課題は連続的に姿を変えながら，最終的に予防原則の議論へと結びついていく可能性が高い．

これに関連して Mahé [1997] は，環境，倫理，動物福祉などの課題を SPS と TBT の境界問題として取り上げて，WTO ルールはグローバル・コモンズや倫理の問題に対処するためのオペレーショナルな判断基準を確立していないと述べている．彼はこのことを，新しいタイプの保護主義と呼ぶ．そしてこの分野は，農業経済学にとって新しい研究のフィールドを提供してくれると予想している．

5. おわりに

 本章では,食品安全問題の基本要素を総合的に考察し,経済分析のフレームワークを検討した.食品の安全性を脅かす危害を確認してみると,それは実に多岐にわたっていて,管理手段はどうしても *ad hoc* なものにならざるを得ない.安全対策では,とにかく危害を混入させないことが基本かつ最も効果的な対策であるから,これまで食品衛生学分野のテクノクラートの専管事項にならざるを得なかった.

 しかしモデルの考察から明らかになったように,安全性は情報の不完全性のために経済問題化する.したがって,技術的には完璧な安全規制をいくら築いても,それだけで安全性を確保することはできないことは明らかである.

 制度設計の分野において経済学的思考が貢献できる領域は大きい.そして欧米では,そこに関与する農業経済学の研究者やマーケティングリサーチャーは決して少なくない.安全規制の社会的目標を設定するうえで消費者優先を確立させ,統合的規制体系を進める「農場から食卓まで」アプローチを明確にした理念上の影響力は評価すべきであろう.

 安全規制をめぐる経済的環境は変化していて,経済問題としての食品安全対策をますます複雑なものにしている.第1に,国際的取引が拡大しフードシステムが複雑化していく過程で,WTOをベースにした食品安全制度をどうしても構築しなければならなくなってきたことである.

 第2に,小さな政府へむけた規制緩和と行政改革の潮流が,食品安全制度にまで及ぶようになったことである.食品安全制度は構造改革の対象とならないとは言いきれないような動きが見られる[13].

 第3に,文化,倫理,環境といった非市場的価値が,安全問題の一分野として無視できないほど大きくなってきたことである.非市場的価値であっても経済問題の一部であり,技術的な立場から解決することは不可能な課題であろう.

他方，実証分析の遅れが指摘されている．分析のためのミクロ経済学的フレームワークはほぼ確立しているものの，しかし研究が進んでいるアメリカでさえ，具体的な実証分析は特定の分野に偏っていて，まだまだ不足している．もちろんわが国の実証分析はまだ数少ない[14]．

　この研究分野への参入には，非常に高いハードルがある．実質のある成果を得るには，法律，科学，ビジネス，国際事情にわたる広い分野での実務上の多くの知識が要求される．この件に関連して特に指摘しておきたいことは，農業経済学が農学分野に属していることが，ささやかであるかもしれないが，研究上の優位性を与えてくれるのではないかということである．事実，欧米の農業経済学者の安全性分析では，技術的知識を積極的に取り込もうとチャレンジしている．

　本章がカバーできなかった残された課題は，所得分配上の議論である．安全性は上級財である．したがって，情報の不完全性を克服する手段が見つかれば，安全性の確保を市場機構に取り込んでいける可能性が高い．しかし安全というナショナルミニマムが求められる財をどこまで市場で供給したらよいのか，所得分配の側面からも慎重に検討しておく必要があるだろう．また，市場を形成していくための取引費用をいったい社会の誰が負担することになるかについても，詳しい考察が必要になることは言うまでもない．

　このことは費用便益分析がもつ一元的評価への懸念として表現してもよいだろう．費用便益分析は情報を高度に集約して意思決定を効率的に支援するシステムである．この経済評価のもつ意義を否定するわけではない．しかし安全問題を考察する場合，このアプローチはあまりにもナイーブ過ぎるのではなかろうか．特に小集団，例えば低所得者，条件不利地域の住民，ハイリスクな人々への影響について，木目の細かい政治経済学的な考察が必要だと思われる．

注

1) たとえば食品白書が93年版で初めて安全問題をテーマにした『食品・農産物の安全性』(食料・農業政策研究センター [1994]) の執筆者は,過去または当時,直接的・間接的に安全政策にかかわっていた食品衛生学や食品工学の研究者,もしくは役所の担当官である.農業経済学者が1人も参加しなかった食料白書は,同シリーズにおいて初めてのことだった.
2) 新山 [2000] は,分析アプローチが異なるものの,分析対象や基本的な発想面においてかなりの部分がオーバーラップしている.本報告を補完する論文として参照されたい.
3) これは最大無作用量 (NOEL),1日摂取許容量 (ADI),最大残留限度 (MRL) などの設定に係わる問題である.安全水準の目標,例えばゼロリスク水準,デミニマス水準が現実妥当なものであるかどうかは,閾値があるかないかに関係している.日本生活協同組合連合会 [1998] pp. 26-33 の説明を参照.
4) 取引費用論,比較制度経済学も有力な手法になりうる.例えば,Holleran et al. [1999] を参照.
5) もちろんわが国に食品法的な考え方がないわけではない.森宏太郎 [2001] を参照.ただし残念ながら様式化されているとはいえない状態である.
6) 欠陥とは,①設計上の欠陥,②製造上の欠陥,③表示(警告)上の欠陥からなる.もちろん損害の発生との因果関係の証明は必要である.
7) SPS協定が締結される直前に行われていた議論については,例えば Kinsey [1993] を参照.
8) Hooker and Caswell [1999] は,食品安全制度の国際的すり合わせ (rapprochement) 状況を,段階論的なアプローチによって分析する.もっとも緩い初期のすり合わせは調整 (co-ordination),続いて相互理解 (mutual recognition),そして最終的に協調 (harmonization) へと進むと述べている.
9) FAO/WHO [1995] を参照.
10) Hooker and Caswell [1999] は,SPS協定のリスク・アセスメントは旧定義に基づくと判断している.SPS協定付属書Aによれば,そのリスク・アセスメントには,生物学的帰結と同時に経済的帰結も含めるとしているからである.
11) この点に関して,例えばEU加盟国内で他国への依存が比較的大きいベルギーやオランダ,またはスイスの見解も今後調べる必要があると思われる.しかし,スイスは別にして,EU加盟国は特別な安全保障体制下にあるから,食品安全性を含めた食料安全保障のスタンスはいずれもわが国とは大きく異なり,単純な比較はできないかもしれない.
12) 予防原則は,リスク管理を実行する際に利用すべき概念であって,リスク評価において考慮すべき要素ではないことが,このレポートで明確に指摘されている.
13) この問題については,適合性評価に関する八代・伊藤 [2000] の議論を参照のこと.

14) 例えば澤田 [1998；1999], 栗原他 [1999], 竹下 [1999] がある. いずれも需要計測の研究である.

第4章　EU 食品安全制度の理念と新食品法の成立

1. はじめに

EU 食品政策は転換期を迎えている．欧州食品安全機関の設立に向けて「食品法の一般原則と条件および食品安全政策に関する手続きを定める規則」[1]が，2002年はじめに採択され，新たな食品安全制度の枠組みが定まった．その内容と歴史的経緯については以下で述べるが，それに至った背景として次の5点が指摘できる．

第1に1993年の EU 市場統合以降の域内貿易の拡大と国際化のさらなる進展，そして来る EU 中東欧拡大．第2に規制緩和，民間資源の活用への動き．第3に食生活の変化を背景にした食品産業の発展．第4に物流，情報技術の著しい進歩．そして最後に BSE を始めとする新しく深刻な食性病害の発生である．

EU 食品安全政策の議論は90年代半ばから大きく揺れ動いたけれども，しかし欧州委員会の緻密でかつ粘り強い改革の努力は，新食品法ともよばれる食品法一般原則の制定と欧州食品安全機関の設立へ結実することになった．

2. EU の食品行政

2.1 EU 食品法と健康・消費者保護総局

87年7月に単一欧州議定書が発効し，93年1月に単一市場が発足した．

そして，93年11月には，マーストリヒト条約によって欧州連合（EU）が創設される運びとなった．市場統合は議定書の調印だけで達成できるわけではなく，さまざまな取引制度の統一が必要となる．安全制度や安全基準は円滑な取引のための基礎条件であり，逆に各国間で整合性を取らなければ阻害要因として作用してしまう．

このように，安全・衛生基準の統一は域内貿易を進めるために必要不可欠な制度であるが，統一基準を簡単に受け入れられない現実もある．国民に対して安全を確保するということは国家の責務であり，国家の主催にかかわることである．安全性への懸念の程度が国によって多様であるから，統一基準にすり合わせることは政治的に難しいということもあった．

この点に関連して，マーストリヒト条約で明記されることになった「補完性の原則（第3条b項）」に留意しなければならない．補完性の原則とは，EU内の政策は地域レベルや国レベルを原則に決定されるべきであって，より高次のEUレベルで実施したときに大きな効果を発揮すると判断される場合においてのみ，EU統一の政策で対応してもよいというものである．

食品安全制度の再編は，比較的早い段階から順次準備され改革が進められた．まず欧州委員会は，85年にコミュニケーション・レポート「域内市場の完成：共同体食品法制」[2]をまとめて新しい方針を導入した．食品法制化の要件として次の点が指摘されている．

- 公衆衛生の保護
- 公衆衛生以外の情報と保護を消費者に提供して，公正な貿易を維持する
- 食品の適切かつ必要な公的管理を提供する

この後，数多くの基幹指令が決定されていった．

次いで89年のコミュニケーション「共同体内における食品の自由移動」[3]において，域内自由化の課題が明確にされた．そこで92年の統一市場創設に向けて，食品法への経済原理の導入が唱えられる．一方，消費者保護と公衆衛生に対する課題に対処するために，マーストリヒト条約に129条（健康）および129a条（消費者保護）の規定が付け加えられることとなった．

食品法については，従来から過剰規制，非統一，分断的，不透明，非革新性などといった批判が強かったが，その問題を解決するための議論に具体的に着手したのが，後に説明する食品法緑書である．

EUにおける行政府である欧州委員会には，以前は24の総局（わが国の省庁に担当）があって，かつて食品衛生を担当する総局は，第3総局（産業），第6総局（農業），そして第24総局（消費者問題）に分かれていた．

97年3月に「消費者の健康と食品安全に関するコミュニケーション」[4]が公表された．そこで始めて，消費者健康と食品安全分野における科学的助言と管理・査察に関する提言がなされた．その内容は次の3点にまとめられる．

(a) リスク分析手法の利用
(b) フードチェーン全体を対象
(c) 公式な監査制度と各国の安全機関によって実現

卓越性，独立性，透明性の3原則が確認されて，先に説明した科学委員会の再編もここで提案された．

効果的な法制度の下で，食品産業と加盟国および欧州委員会との連携によって消費者の健康保護が達成されるという見解を示している．そしてフードチェーンにおけるあらゆる食品産業に，EU食品安全規制の条件を遵守させるための効果的な監視と自主的な安全政策を開発させる必要があるとした．そのためのコーディネートされたシステムおよび個々の事業者の状況を監視するための監査型管理システムを開発することによって，加盟国は国レベルでの健康保護の責務を果たすことができる．

欧州委員会の下には，専門家からなる科学委員会，加盟国の公務員からなる常設委員会がある．食品衛生関連の科学委員会には，食品科学委員会と獣医衛生科学委員会があり，それぞれに対応する常設委員会がある．食品科学委員会はかつて第3総局にあったが，BSE問題をきっかけにして，97年4月には医薬品評価と労働者保護関係を除き，科学諮問委員会のすべてが第24総局に統合された．

欧州委員会の抜本改革が実行されて，各総局のさらなる改造が行われた．

その際に第24総局は強化された．公衆衛生と健康増進を担当する第5総局の一部の部局と，公衆衛生，動物飼料，その他特定分野に関連する動物検疫，植物防疫，獣医衛生の領域に関する第6総局の部局が，第24総局と合併して，現在の健康・消費者保護総局（DG SANCO）に改編されたのである．

2.2 食品家畜衛生事務所

食品家畜衛生事務所（FVO: Food and Veterinary Office）は，査察と抜き取り検査をする食品のリスク管理機関である．FVOは欧州委員会健康・消費者保護総局内のF局にある．

欧州委員会は，それまで描いていた独立機関としての家畜衛生査察局の設立案を撤回した．食品安全管理機関が高いレベルの公正性と客観性を確保するためには，適切な独立性を確保する必要がある．しかし欧州委員会は食品安全管理に関して責任を負い続けることで，欧州の機関と加盟国の機関との間の必要な「距離」を確保することができる．このことは独立機関でなく内局が望ましいということ意味する．

最終的に欧州委員会の総合的な監督下にFVOがおかれることになった．効果的で透明性があり，また補完性の原則に従って，FVOは直接査察ではなく，各加盟国および第3国で消費者健康保護に責任がある機関の監査を行う．

FVOの機能は次の通りである．

(1) 食品安全，品質，動物衛生，植物防疫（以下，食品安全事項と略する）に関する効果的な管理の推進
(2) 欧州連合およびEUへ輸出する第3国の食品安全事項の遵守に関するチェック
(3) 食品安全事項に関するEU政策の発展への貢献
(4) 評価結果の関係者への周知

FVOは査察を実施した上で，各国の安全機関に勧告を行う．また欧州委員会の他の部局に必要な法的措置の勧告をする．2001年には209の査察を

行っている．項目としては食品安全148,家畜衛生32,植物防疫17,動物福祉12,査察地域はEU域内が127カ所,加盟候補国40カ所,欧州自由貿易連盟EFTA国6カ所,第3国36カ所であった．

2001年末に約145名のスタッフ（15名が空席）で運営されている．5部門から構成される．第1部門はFVOの企画，各部門間の法的・技術的支援，第2部門は動物由来食品（ほ乳類），家畜衛生および人畜共通疾病（ほ乳類），第3部門は動物由来食品の安全性（鳥類，魚介類），家畜衛生および人畜共通疾病（鳥類，魚介類），第4部門は植物由来食品，加工食品の安全性，植物防疫，残留農薬およびその他汚染，有機農産物，食品流通の安全性，第5部門はTSE,飼料・動物栄養，動物薬品，動物福祉，輸入検疫，をそれぞれ担当している．

FVOは1997年にアイルランド・ダブリンに事務所を構えた．2002年7月にはそこに新たな施設が建てられている．

3. EUにおける食品政策改革の取り組み

3.1 EU食品法の一般原則に関する緑書

97年には「EU食品法の一般原則に関する緑書」（以下，食品法緑書）[5]が公表されて，食品安全制度の改革が本格的に始まった．そこでEU食品法における6原則が明確にされた．

①高い水準の公衆衛生と安全性の保護および消費者保護

②統一市場における自由流通の確保

③科学的根拠とリスク評価に基づいた法制度

④欧州食品産業の競争力の確保

⑤産業，生産者，供給者に対して安全な食品の第一の責任，公的管理と執行の支援の下，自主的な検査の実施

⑥包括的で，合理的で，一貫性があって，簡素化されていて，使いやすく，進歩的であらゆる関係者との十分な協議を重ねている法制度

網羅的に様々な課題に言及しているが，その中で次の4点が特に具体的に提案された．
- 農産物も製造物責任指令の対象とすべきだと提案した．
- HACCP原則をすべての製品へ適用することを提案した．
- 健康表示，栄養表示に関連する法制化の導入についてコメントを求めた．
- EU食品法がWTOのSPS協定・TBT協定体制と協調していくことを確認した．

これらは次の食品安全白書での検討事項として引き継がれていくのだが，製造物責任法に関してはそれとは別に検討が進められた．EUの製造物責任法は，理事会指令85/374/EEC[6]によって定められていたのだが，緑書の第4部8章で製造物責任の農産物への適用可能性について言及された．

その提案の背景にあったのは，①BSE危機で農産物の製造物責任が一般に意識され始めたこと，②ギリシャ，ルクセンブルグ，フィンランド，スウェーデンの国内法ではすでに農産物を対象にした製造物責任が定められていたこと，③農産物といってもほとんどの場合に何らかの手が加わっており，加工食品との仕分けが曖昧になってきたこと，などである．1997年に提案された後，最終的に1999年5月の理事会指令99/34/EECで1次生産物も製造物責任の対象に加えられた[7]．

EUの製造物責任法は，わが国と同じく因果関係が証明されれば無過失責任が原因者に問われる[8]．農産物までも製造物責任の対象に広げた理由の1つに，BSE危機の再発防止がある．ただし，①訴訟は被害が発生してから3年以内に限る，②製造されてから10年以内しか対象とならない，③被害者に挙証義務がある，④未知の危険に対する免責が認められている，などの理由から，一般的に言って農産物の製造物責任が実際に問えるのかどうか不明である．

一方，農業の場合に不可抗力による危害要因の混入が甚だしいので，関係者は製造物責任を問われる機会が多くなると予想し警戒感を強めている．欧州委員会は，1999年に「製造物責任法緑書」[9]を公表して，さらなる法制度

改正の準備を始めたがまだ法改正する段階には至っていない．

3.2 食品安全白書

食品安全白書[10]が2000年1月に公表された．委員会としてのEU食品安全政策の改革デザインを示すものであり，法制度の抜本的な改正を視野に入れている．先の緑書の発表に対して様々な意見が欧州委員会に寄せられたが，この白書が公表される前に，Philip James, Fritz Kemper, Gerard Pascal各氏によるコンサルタント・レポート「欧州食品公衆衛生局：EUにおける科学的助言の将来」[11]が作成されて具体的な検討が行われた．

白書が進めようとしている改革の目的は，高水準の公衆衛生および消費者保護の確立である．度重なる安全問題の発生によって地に落ちた人々の信頼感を回復することが，改革の最優先課題だとされた．

白書では食品安全政策の原則として次の5点を指摘している．

①総合的統合アプローチの採用
- フードチェーンアプローチの採用（含む飼料）
- 全食品について水平的・横断的対策
- 全加盟国・輸出国も対象
- 継ぎ目がなく連続的な対策
- トレーサビリティの確立

②包括的・効果的・機動的な政策形成
- 透明性の徹底

③リスク分析体制の構築
- 欧州食品機関の設立
- 緊急警報システムの導入
- 助言組織の独立性の確保

④予防原則の採用

⑤その他法的要素への考慮
- 国際協調

- 環境
- 動物福祉
- 持続的農業
- プロセス品質に関する情報

　白書の最後に掲載されているアクション・プラン表が，食品政策上の案件項目を一覧で表示している．全部で84の政策課題があり，そのうち14が重要な優先課題とされている．これらの項目を追うことで，EUの安全制度の枠組みを確認することもできるので以下に一覧することにしよう．

① 優先課題
1. 欧州食品庁設立
2. 食品安全性の手続き〔早期警報システム〕
3. 総合食品法指令〔EU食品法における目的・原則の明確化〕
4. 公的食品・飼料管理規則〔管理，検査，監視〕
5. 飼料規則〔EU飼料法における目的・原則の明確化〕
6. 遺伝子組換え飼料規則〔GMO認証の集権化〕
7. 飼料原料流通に関する指令（96/25/EC）附則の改正〔原料のポジティブ・ネガティブリスト〕
8. 衛生規則〔衛生規則の再編，HACCP履行〕
9. TSE（伝染性海綿状脳症）の発症監視に関する指令（98/272/EC）の改正
10. 加盟国および第3国の残留農薬・薬品試験に関する決定
11. 食品添加物に関する指令（89/107/EEC）の改正〔ポジティブリスト，酵素〕
12. 色素・甘味料以外の食品添加物に関する指令（95/2/EC）の改正
13. 食品用香料に関する指令（88/388/EEC）の改正
14. 新規（遺伝子組換え）食品およびその成分に関する規則（258/97）の改正
15. GMO非混入食品の表示規則
16. 食品表示，体裁，広告に関する指令（79/112/EEC）の改正〔アレルギー物質〕
17. 食品・農産品残留農薬許容量を定める指令

第4章　EU食品安全制度の理念と新食品法の成立　　　75

　　18．栄養政策のアクションプランに関するコミュニケーション・ペーパー
② 飼料
　　19．飼料添加物に関する指令（70/524/EEC）の改正〔最大許容量〕
　　20．複合飼料のネガティブリスト指令（91/516/EEC）の改正
　　21．家畜栄養上の不適正成分・製品に関する指令（1999/29/EC）の改正〔PCB，ダイオキシン〕
　　22．飼料原料の流通に関する指令（96/25/EEC）の改正〔ポジティブリスト〕
　　23．家畜栄養分野の公的検査組織の原則を訂正する指令（95/53/EEC）の改正〔早期警報システム〕
　　24．混合飼料の流通に関する指令（79/373/EEC）の改正〔ラベル〕
　　25．飼料産業の営業所および仲介業者の認証と登録の条件と手続きを定める指令（95/69/EEC）の改正
③ 人畜共通感染症
　　26．人畜共通感染症指令（92/117/EEC）の改正〔サルモネラ等〕
　　27．畜産物輸入に関する人畜共通感染症管理機関に関する加盟国・第3国の対策決定
④ 家畜衛生
　　28．家畜由来製品に関する家畜衛生規則
　　29．家畜衛生管理分野の支出に関する決定に係わる予算の増加
⑤ 家畜副産物
　　30．家畜糞尿および派生物に関する指令（90/667/EEC，92/118/EEC）の改正〔トレーサビリティ〕
⑥ BSE（牛海綿脳症）/TSE（伝染性海綿脳症）
　　31．BSE分類の決定〔検死〕
　　32．飼料利用禁止に関する決定（94/381）の改正，SRMs（特定危険原料）排除のための決定（97/534/EC）の代替〔TSE制度の改正〕
　　33．第3国からの生体・製品輸入に関するBSEルールの協調に係わる決定
⑦ 衛生管理
　　34．加盟国および第3国の残留農薬・薬品検査レポート
　　35．残留農薬監視に関する指令（96/23/EC）の附則の修正〔PCB，ダイオキシン〕
　　36．家畜・食肉に関する生体・と体検査方法の決定
　　37．特定食品に関する微生物規格

⑧ 汚染
　　38．最大汚染許容量を定める規則（194/97）の改正〔オクラトキシンA，カドミウム，鉛，3-MCPD，ダイオキシン，PCB〕
⑨ 食品添加物・香料
　　39．食品添加物摂取のレポート
　　40．甘味料に関する指令（94/35/EC）の改正
　　41．食品添加物（含．甘味料・色素）の純正基準に関する指令（95/31/EC, 95/45/EC, 96/77/EC）の改正
　　42．純正基準の分析手法を定めた指令（81/712/EEC）の改正
　　43．食品用芳香成分の登録法を改正する指令
　　44．芳香物質の評価プログラムを定める規則
　　45．香料用添加物の規則
　　46．燻製用香料に関する規則
⑩ 食品接触材料
　　47．食品接触材料に関する指令（89/109/EEC）の改正
　　48．食品接触プラスティックに関する指令（90/128/EEC）の改正
　　49．食品接触材料に関する実用ガイド
⑪ 新規食品・遺伝子組換え体
　　50．新規食品および成分の認証を明確にする規則（258/97）
　　51．新規食品および成分に関する規則（258/97）の履行に関するレポート
　52．遺伝子組換え体を含む食品の表示に関する規則
⑫ 放射線照射
　　53．放射線照射した食品および食品成分に関する指令（1999/3/EC）の改正
　　54．放射線照射施設のリスト作成に関する決定
⑬ 栄養食品・補助食品・強化食品
　　55．筋肉増強食品に関する指令
　　56．糖尿病患者用食品に関するレポート
　　57．栄養食品に関する指令（89/398/EEC）の改正〔低塩，無塩，グルテンフリー〕
　　58．特定保健用食品の栄養成分の純正基準に関する指令
　　59．特定保健用食品の栄養目的に加える成分の指令〔ポジティブリスト〕
　　60．補助食品に関する指令〔ビタミン，ミネラル〕
　　61．強化食品に関する指令

第4章　EU食品安全制度の理念と新食品法の成立　　　77

　　62．乳幼児仕様に関する指令（91/321/EEC）の改正〔利用禁止農薬〕
　　63．ベビーフードに関する指令（96/5/EEC）の改正〔利用禁止農薬〕
　　64．ミネラルウォーターに関する指令（80/777/EEC）の改正
⑭ 食品表示
　　65．食品の表示・体裁・広告に関する指令（79/112/EEC）の改正〔機能表示，栄養表示〕
　　66．栄養表示に関する指令の改正
　　67．不当広告に関する指令の改正
⑮ 農薬
　　68．食品中の残留農薬の監視に関する規則
　　69．2001年食品残留農薬共同監視プログラムの勧告
　　70．指令（91/414/EEC）附則1に含まれる農薬有効成分に関する決定
　　71．既存の農薬有効成分の評価に関する規則
　　72．指令（91/414/EEC）の改正〔GMO対策，料金，評価法，殺虫剤との関連〕
　　73．指令（91/414/EEC）附則の改善〔微生物関連〕
⑯ 栄養
　　74．欧州栄養指針に関する勧告
⑰ 種子
　　75．遺伝子組換え植物に関する環境リスク評価に関する規則〔指令（98/95/EC）関連〕
　　76．遺伝子組換え植物に関する規則（258/97）に定められた環境リスク評価と評価原則に関する指令
　　77．種子販売に関する指令の附則の改正〔指令（98/95/EC）遺伝子組換え植物の種子の表示，遺伝子組換え植物の栽培条件の特定〕
　　78．ぶどう苗の生長点培養培地の販売に関する指令（68/193/EEC）の改正〔遺伝子組換え関連〕
⑱ 支援手段
　　79．食品安全性事業の財政支援に関する規則〔協議会，試験所，交流，教育〕
　　80．全EUの栄養調査データベース作成に関する決定
　　81．食品安全性に関する諮問委員会に関する決定
⑲ 第3国政策・国際関係
　　82．第3国との協定〔動物検疫，植物防疫〕
　　83．コーデックス協定対策〔関与・強化〕

84. 国際家畜伝染病事務所対策〔関与強化〕

3.3 リスク分析体制

BSE問題や食品のダイオキシン汚染では，迅速な危険情報の伝達や対策が不十分であったこともあり，危機管理体制の不備が指摘された．科学委員会のシステムを手直しする程度の制度改革では，立て続けに起こる食品事故に対処できないことが明白になった．白書で提案された欧州食品機関に要求される特質は，①独立性，②卓越性，③透明性であるが，いずれもBSE危機の教訓から導かれたものだといえる．

この新しい食品安全政策の取り組みでは，リスク分析体制を基礎にすることが最も望ましいと考えられたのである．リスク分析の概念は第3章で説明した通りであるが，そこでは評価部門と管理部門との独立性がポイントとなる．EU加盟各国でも，ほぼこの考え方で安全制度が整理されつつある．

リスク分析の枠組みに照らしていえば，欧州食品機関はリスク評価とリスク・コミュニケーションの機能を担当する．リスク管理は欧州委員会に残ることになっている．リスク管理では法制度制定や行政執行が係わらざるを得ないが，欧州食品機関のような独立の機関が規則や指令を制定する権限をEC条約は認めていないのである．

4. 欧州食品安全機関の発足

4.1 食品法一般原則

欧州委員会は2000年11月に欧州食品機関の設立にかかわる食品法の一般原則と必要条件の設定および食品安全性問題への手続きの設定に関する規則の法案を公表した[12]．同年12月にニースで開かれた欧州サミットの閣僚理事会では，欧州食品機関の2002年前半のスタートが合意され，2001年9月には欧州議会の第2読会で規則の提案を認めた．欧州議会との検討の結果，欧州委員会は，新しい機関の名称は欧州食品機関ではなく欧州食品安全機関

(EFSA: European Food Safety Authority) とすることを決めた．法案が示された後，異例の速さで検討が進められた結果，13 カ月間で法案が可決されることになった．

2002 年 1 月に，食品法一般原則，欧州食品安全機関の創設，および食品安全手続きを定める欧州議会・理事会規則 178/2002[13] が制定された．この食品法改正に至るまでには，約 20 年間の周到な準備が必要であったのである．

食品行政改革の目的は，人命および健康の高水準な保護と消費者利益の保護（公正な取引）であるが，さらに動物衛生，動物福祉，植物防疫，そして環境の保護も目的に加えられている．欧州の場合，食品安全の概念がカバする範囲は広い．障害のない自由流通の達成も目的の一つである．なお国際制度への留意，リスク分析システムの利用，予防原則の適用も条文の中で明記している．

この規則によって，①総合食品法の制定，②欧州食品安全機関の創設，③新しい早期警戒システムの導入が具体的に決定された．規則条文から今後の食品行政の構造が明らかになる．以下の表 4-1 に条文構成を示そう．

4.2　欧州食品安全機関

EFSA には，大きく次の 6 つの機能が期待されている．

①食品安全性およびその他の安全性問題（家畜衛生・動物福祉，植物検疫，遺伝子組換え体，栄養）に関して，欧州委員会，欧州議会，および各加盟国の要望に応じて，リスク管理の基礎となる助言．

②フードチェーンに関連する政策立案，立法化を支えるべく，技術的な食品問題への助言．

③フードチェーンに沿って安全性を監視するために必要な潜在的なリスクに関連する摂取，暴露，その他情報についてのデータの収集および解析

④新たなリスクの識別と早期警戒

⑤危機発生時の欧州委員会への支援

表4-1 欧州食品法一般原則

第1章 対象および定義 1条 目的および対象／2条 食品の定義／3条 その他の定義
第2章 一般食品法 4条 対象 (第1節 食品法一般原則) 5条 総合目的／6条 リスク分析／7条 予防原則／8条 消費者利益保護 (第2節 透明性原則) 9条 公的意見／10条 公的情報 (第3節 食品取引一般義務) 11条 食品・飼料輸入／12条 食品・飼料輸出／13条 国際基準 (第4節 食品法総合条件) 14条 食品安全条件／15条 飼料安全条件／16条 開示／17条 責任／18条 トレーサビリティ／19条 食品企業責務／20条 飼料企業責務／21条 製造物責任
第3章 欧州食品安全機関 (第1節 任務および職務) 22条 任務／23条 職務 (第2節 組織) 24条 主要組織／25条 運営理事会／26条 長官／27条 諮問フォーラム／28条 科学委員会・科学パネル (第3節 運営) 29条 科学的見解／30条 科学的見解の相違／31条 科学的・技術的支援／32条 科学的研究／33条 データ収集／34条 新興リスクの識別／35条 早期警戒システム／36条 組織ネットワーク (第4節 独立性・透明性・機密性・コミュニケーション) 37条 独立性／38条 透明性／39条 機密性／40条 コミュニケーション／41条 文書へのアクセス／42条 消費者・生産者・その他利害関係者 (第5節 財務条項) 43条 予算の採択／44条 予算の履行／45条 収入 (第6節 一般条項) 46条 法的性格・権利／47条 責務／48条 職員／49条 第3国の関与
第4章 早期警戒システム・危機管理・緊急事態 (第1節 早期警戒システム) 50条 早期警戒システム／51条 対策／52条 機密事項 (第2節 緊急事態) 53条 輸入食品・飼料緊急対策／54条 その他対策 (第3節 危機管理) 55条 総合計画／56条 危機部隊／57条 危機部隊の職務
第5章 手続・財務条項 (第1節 委員会・仲裁手続) 58条 委員会／59条 委員会機能／60条 仲裁手続 (第2節 最終条項) 61条 点検条項／62条 欧州食品安全機関およびフードチェーン・家畜衛生委員会の権限／63条 医薬品に対する機関の資格／64条 開始／65条 施行

⑥一般国民とのコミュニケーション

　欧州食品安全機関の創設は，今回の食品行政改革の象徴である．改革では，食品安全白書で提案された通りに，リスク評価，リスク管理，リスク・コミュニケーションの3機能からなるリスク分析システムを行政の中核に位置づけた．同機関は運営理事会，諮問フォーラム，科学委員会，科学パネルから構成され，リスク評価とリスク・コミュニケーションの機能を受け持っている．

　EFSAは，各加盟国の安全評価機関間で対立している科学的見解を特定し，あらゆる関連する科学的情報を共有できるようにする．各国機関は協力しあいながら，諮問フォーラムからの助言も求める．対立点を解消し，科学的論争点を明確にした共同文書を提示して，リスク管理者が最も適切な手段を講じることができるようにする．

　運営理事会は，予算の概算要求，行動計画，運営の監視，規則・規制の承認などを行い，同機関が常に効率的で効果的に機能できるように運営する．また同理事会は長官および科学委員会や科学パネルの任命権をもつ．

　理事は公募である．欧州議会の承認を得た上で，欧州理事会はルクセンブルグを除く加盟各国から1名ずつ14名，および理事会代表として欧州委員会健康・消費者保護総局の現事務局長の計15名を理事に決定した．14名の理事出身母体は，農業・産業界から5名，消費者団体から1名，大学1名，行政（含む安全機関）7名である．ベルギー・カルフールの会長やオランダ・ユニリバーの副社長も含まれている．

　長官も公募で運営理事会によって選考された．長官は，日々の行政業務，業務計画の提案・遂行，科学委員会・パネルへの科学技術・行政上の支援の確保，同機関の技術・科学・行政・コミュニケーション部門の人事，欧州議会との対話などの責任を負っている．

　諮問フォーラムは長官を支援する組織である．加盟国の食品安全機関からの代表で構成される．この組織を通じて情報の交換や知識の共有が行われて，欧州機関と各国の安全機関との緊密なネットワークを築くことが期待されて

いる．

4.3 科学委員会

　欧州食品安全機関内の科学委員会と科学パネルが，同機関としての科学的見解を作成し，リスク評価の責務を担っている．科学委員会は統一した見解を示すために様々な調整をしなければならない．そして複数の科学パネル間での作業を指揮する．

　科学委員会は，各科学パネルの座長およびパネルに属さない6名の外部専門家から構成される．①食品添加物・香料・容器等，②飼料添加物，③植物衛生・残留物質，④遺伝組換え体，⑤機能性食品・栄養・アレルギー，⑥生物学的危害，⑦フードチェーンにおける汚染，⑧動物衛生・福祉の8科学パネルが設置されている．

　これまでは，欧州委員会の健康・消費者保護総局における科学委員会がリスク評価を行ってきた．科学委員会は，食品，動物栄養，動物衛生・福祉，家畜公衆衛生，植物，化粧品，医薬品，毒性・環境の8つの専門委員会およびそれを統合する運営委員会から構成されていた．運営委員会は複数の領域にまたがる案件を取り扱うことになっているのだが，BSEの審議が中心になっている．欧州食品安全機関が権限を継承するのは，そのうち食品安全行政に関係する食品，動物栄養，動物衛生・福祉，家畜公衆衛生，植物の各委員会および運営委員会の分野である．

　この運営委員会は，96年にBSEを議論するため学際領域科学委員会として発足した委員会を再編してつくられた．8科学委員会の委員長と独立して外部から選ばれた8名の計16名の委員からなる．出身は8カ国からで，イギリス4名，フランス3名，オランダ3名，ドイツ2名，イタリア，デンマーク，スペイン，スウェーデン各1名である．ちなみに食品科学委員会の場合は，17名の委員が12カ国から選ばれ，2名出ている国は5カ国であった．他の委員会をみても専門性によって選出され，出身国のバランスは関係ないようである．

ところで食品行政において，具体的なリスク管理政策を決定するのは，規制委員会である．この委員会は加盟国の代表で構成される．今回の食品法改正の過程で，食品安全に関わる政策を決定する4規制委員会（獣医学常設委員会，食品常設委員会，動物栄養常設委員会，植物防疫常設委員会）が合同して，1つの委員会「フードチェーンおよび家畜衛生常設委員会」に再編された．その他植物，家畜学などに関係する残りの5委員会はそのまま維持されている．

4.4 早期警戒システム

早期警戒システムは，食品だけではなく家畜飼料までカバーすることになっている．食品や飼料に関する公衆衛生上の重大なリスクに関するあらゆる情報は，早期警戒システムを通じて各国の機関に伝えることになっている．同様に，EU産品か輸入品かにかかわらず，製品の流通を制限するためにあらゆる措置が採られることも確認された．この早期警戒ネットワーク内にある加盟国メンバーに対して，欧州委員会は即座に告知内容を届ける．EFSAは，加盟国に迅速かつ適切なリスク管理の行動を促すべく，科学技術上の情報を加えながらリスク発生の告知について補完する役割を担うのである．

欧州委員会は，欧州議会や理事会に対して緊急のリスク管理を提起して決定する権限を持ち続ける．危機管理対策には，販売禁止措置，食品または飼料の流通の制限もしくは条件付与などを含んでいる．欧州委員会は，「規則」で定められる新しいルールのもと，重大なリスクの場合に，あらゆる食品や飼料に関する緊急対策を執り行う．それらの対策は，可能な限りすばやく，そして最長でも10日以内に，新しく設立される食品流通・家畜衛生委員会において妥当性を検討するという手順を定めることになっている．

食品・飼料安全に係わる食品衛生，飼料衛生，家畜衛生，植物防疫問題を扱う既存の常設委員会は統合することになる．

危機が発生した時，欧州委員会は即座に危機管理室を立ち上げることになっていて，そこには必要な科学技術上の助言をするためEFSAも参加する．

危機管理室は，あらゆる関係情報の収集・評価を行い，迅速かつ効果的にリスクを防止，軽減，除去するための見解を確定しつつ，国民に対して情報を提供する政策を管轄することになる．

4.5 中東欧加盟

中東欧加盟問題は，今後の食品安全行政にとっても重要な課題である．EUは新たな加盟国を迎えることで，食品安全基準を低くしたり，消費者を危険にさらしたりすることはもちろん認めない．現在のEU法が新加盟国においても国内法に組み込まれるべきであり（アキ・コミュノテール：acquis communautaire），また行政機構や行政手続きはEUと同等となるように強化・再編されなければならないという立場は食品安全行政においてももちろんである．

食品安全対策の検討は，加盟手続きの中の，「自由流通」と「農業」の分野に関わっていた．食品における「自由流通」の分野では，食品衛生，食品の公的管理，表示制度，添加物，香料，汚染，容器等，GMO等に関する一般規則についての協議が行われた．加盟時にはすべて適用できる能力をもっていなければならない．

候補国の現状については，2001年4月から2002年3月までにFVOが総合評価のための調査団を派遣して現地の状況を実際に調べている．2002年には，家畜生体・動物由来食品，輸入検疫所，TSE・飼料，一般食品衛生管理，植物衛生について，さらに詳細な調査が行われている．中東欧加盟でEU食品安全行政は，間違いなく新たな時代を迎えることになる．

そこで問題となったのは次の4点である．①十分な国境検疫管理を保証できるだけの能力をもつこと，②BSEに関するEUの公衆衛生保護水準を遵守できること，③新加盟国内の食品製造業者をEU基準にまで引き上げること，④EUの動物福祉規則を取り入れること．

例えば，EU域内には各加盟国が運営する285カ所の輸入検疫所がある．現時点で候補国は87の輸入検疫所を提案している．これらの検疫水準をレ

ベルアップしなければならない．

　食品製造業者の衛生水準の向上に関しては，どの候補国も加盟後から3カ年の猶予期間を要求している．この期間中に生産された食品は，EUで販売することが認められない．その場合には区別できるようにマークがつけられることになっている．

　工場の衛生水準や試験所の分析能力を向上させるためには，査察機関や試験所のスタッフの訓練も必要である．試験所はISO（国際標準化機構）などの適正試験所基準にしたがった認証を受けなければならない．輸入検疫所の改良はPHAREプログラムで，食肉，乳製品，水産物，その他農産物の加工工場・流通業者の改善はSAPARDプログラムで支援されている．

5．おわりに

　食品政策の改革過程をたどってきたが，その理念や狙いを理解するうえで特に重要だったと思われるのは，97年の「食品法緑書」と99年の「食品安全白書」である．

　緑書と白書を比べてみると際立った違いが観察される．それは欧州委員会の食品政策への取り組む姿勢が変化していることである．緑書では，国際化やEUの市場統合を強く意識して，食品政策に係わる経済枠組みの立て直しが必要であることを指摘していた．一方，白書では，BSE問題への深い反省を表明した上で，消費者優先およびリスク分析体制の確立の必要性を述べる姿勢へと大きく舵がきられている．スタンスもメッセージも一変した．この10年間，BSEを始めとする食品安全問題がそれほどまでに深刻だったというのはもちろんだが，しかし複雑かつ多様に拡大していく国際的取引の進展を目の前にして経済的要素を本来は無視できるはずはない．

　白書が緑書ほどには経済的問題を強調しなくなった理由として，公表された数年間に市場拡大が一気に進展していて，技術の進歩と制度の整備が既に進んでいたからではないだろうか．民間部門の取組みが，検査制度を始めと

する食品安全制度の行政改革に先行してしまうことすら考えられる．金融取引ほどではないにしても，航空輸送が劇的に増加してモノの動きはこれまでと比べ物にならないくらい速くなった．ビジネス部門はこれまでの食品行政システムには不満を持っている．

WTO で新しい TBT 協定が締結された後，民間部門で取引をより一層促進するための国際的な統一スタンダードが着々と築かれていった．取引相手間でスムーズに対話するためにプロトコールとなる様々な概念と具体的な手段が，民間主導で開発されるようになったのである．

このことに関連して，企業の安全政策が品質政策と密接に結びつくようになったことにも注意を向けるべきである．製品差別化は企業が競争に生き残っていくための鍵である．一方で徹底した安全対策は商品ロスを確実に削減して，最終的に末端品質の向上へ結びつくということに企業は気がつき始めている．つまり安全対策は垂直的品質管理にとって有効な手段なのである．複雑に重層化し多様化へ向かうフードチェーンの中で，HACCP，適正農業規範（GAP: Good Agricultural Practice），適正製造規範（GMP: Good Manufacturing Practice）として概念化された品質および安全政策は，経営者や作業員などすべての関係者を動員して，より高い品質の生産へと仕向ける上で極めて強力に働くのである．

行政に依存せず市場機構をフルに活用した迅速な対応手法が，欧州の検査分野で採用され始めているが，そこにおける行政の役割を総合的に分析すべきである．これら取り組みと新たな EU の食品安全政策との関係については，次の第 5 章で改めて検討する．

補論　ヨーロッパの法制度[14]

(1) 規則と指令

EU におけるあらゆる制度は，EU という特殊な政治・行政形態を前提にしつつ，個別加盟国の主権がどこまで及ぶのか「補完性の原則」に配慮しな

がら設計されている．EU 制度の効力の程度と法制化のプロセスは，大きく3つのレベルに分けられる．第1が「規則」，第2が「指令」，第3が「決定」である．それらは，閣僚理事会もしくは欧州委員会から加盟国に対して発せられる法律または運用規則である．

「規則」は，全加盟国に対してそれだけで統一的な拘束力を持つ，いわば EU の法律である．「指令」は，加盟国に対して拘束力を持つが，その内容に対応する国内法の制定が必要である．各国の事情に応じてある程度の裁量が認められている．「決定」は，特定の国や対象物に限定して効力を持つ行政手段である．

(2) 立法過程

法律や運用規則は欧州委員会によって提案されるが，それを作成するとき科学委員会および常設委員会，関係団体から意見を求め，その上で調整を行う．

提案された法案は，欧州議会の意見を採り入れながら，閣僚理事会で採決される．採決・修正プロセスのやり方には，①諮問手続，②協力手続，③共同決定手続の3種類がある．可決された法案は，内容に応じて理事会規則，理事会指令，理事会決定となる．

運用規則（わが国の政省令に対応）の審議プロセスは，法案のそれと異なっている．提案された運用規則案の審議は常設委員会に任せられる．審議手続きには4種類あって，審議の迅速さと閣僚理事会の関与の程度が異なっている．

注

1) Regulation (EC) No 178/2002 of the European Parliament and of the Council of 28 January 2002 laying down the general principles and requirements of food law, establishing the European Food Safety Authority and laying down procedures in matters of food safety.
2) European Commission [1985] を参照．
3) European Commission [1989] を参照．

4) European Commission [1997b] を参照.
5) European Commission [1997a] を参照.
6) Council Directive 85/374/EEC of 25 July 1985 on the approximation of the laws, regulations and administrative provisions of the Member States concerning liability for defective products.
7) Directive 1999/34/EC of the European Parliament and of the Council of 10 May 1999 amending Council Directive 85/374/EEC on the approximation of the laws, regulations and administrative provisions of the Member States concerning liability for defective products.
8) 詳しくは第6章で検討する.
9) European Commission [1999b] を参照.
10) European Commission [1999a] を参照.
11) James et al. [1999] を参照.
12) Proposal for a Regulation of the European Parliament and of the Council laying down the general principles and requirements of food law, establishing the European Food Authority, and laying down procedures in matters of food/ COM (2000) 716 final - COD (2000) 286.
13) 注1と同じ.
14) 大西・岸上 [1995] p. 99 および pp. 182-183 を参照.

第5章　EU食品衛生行政と農業・食品産業への影響

1. はじめに

　食品安全政策の再構築は，現在のEU行政において最優先課題の1つである．前章で述べた通り，2002年には一般食品法を制定して，欧州食品安全機関を設立することになった．これによって新時代の欧州食品安全行政の組織がすべて揃うことになった．欧州食品安全行政は，リスク分析体制を基本とする．新しい欧州食品安全機関はそのうちのリスク評価とリスクコミュニケーションを担当し，リスク管理部門は，健康・消費者保護総局と各加盟国が担当する[1]．

　この食品行政の抜本的な大改革は，欧州連合発足時の市場統合から始まっている．食品安全行政における様々な見直しは自由交易の追求を出発点としていたわけだが，これはEU内にミニ国際制度を築く取り組みと言えるだろう．

　ところが90年代に深刻化したBSE問題や食品をめぐる事故の頻発によって，安全性の向上と信頼の回復が食品行政における新たな課題として登場することになる．一般食品法の制定はその回答であった[2]．

　食品安全行政が新時代型へ移行することになり，農業部門も食品加工部門等と同じく安全対策への責務を果たさなければならないと認識されるようになった．つまり「農場から食卓へ」原則の導入である．これまでは，食品安全対策はもっぱら食品加工・流通部門に与えられた課題であり，必ずしも農

業部門は直接関わる必要がないと思われていた．

　後に詳しく説明するが，2000年に欧州委員会が提案した「食品衛生パッケージ」は，食品安全における農業部門の義務と関与のあり方を明確に規定している．農業生産現場は間違いなく，これまで以上に積極的な安全対策への取り組みが求められるであろう．

　以下，本章では，リスク対策の実行分野を検討するために，食肉を中心に検疫（検査および管理）部門と衛生規則部門に焦点を絞って，食品行政の枠組みと今後予想される改革内容の検討を行う．

　加えて，オランダにおける取り組みを例に，民間と行政との補完関係を確認する．またスーパーマーケットチェーンが進める全EU的な認証制度の動きが，これまでの品質保証にとどまらず，安全保証の分野にまで拡大してきたことも紹介する．

2. 公的検疫

2.1 共通市場とニューアプローチ

　欧州統合の目的は，商品が自由に移動できるように経済制度上の国境を廃して，共通市場を創設することにある．しかしそのためには，技術規格，製品認証，計量上の定義などの規制・規則を共通にしておかなければならない．これらを定めるアプローチには，非調和型と調和型の2つの規則がある．

　非調和型規則は，EU域内のある国で合法的に販売されている商品を，その他の国でも販売できると許可するものである．これが品質に係わる事項であったならば，最も低い基準の国の規格がEU全域で共通なものとなる．

　調和型規則は，域内で定めた共通規格にかなったものだけを生産販売させようとするものである．この規格基準は任意に設定することができる．EUの調和型製品法制は，「ニューアプローチ」と呼ばれている．それは，自己証明の原則と調和型規格による適合性の推定を基礎として，具体的には，適合性評価機関（conformity assessment bodies），認定機関（accreditation bodies)，規格化（standardization），市場査察（market surveillance）の要素から構成される．そしてこの「調和」の確認は，各国での相互承認によって担保される[3]．

これまでの登録や審査を基本とする認可方式も調和型であるが，それはオールドアプローチと呼ばれる．ニューアプローチは，加盟国に責任と自律性を委譲しているので，補完性の原則[4]が保持されることになる．

ニューアプローチは非食品商品において一般的になっているけれども，食品への適用は限定されている．食品分野でニューアプローチが適用されつつあるのは，非動物由来の食品だけであり，食品の安全や衛生に関して懸念の多い動物由来の食品では，オールドアプローチが依然として中心である．

このアプローチを実施するには，行政活動を事前の認可型から事後の検査・査察型へと抜本的に変えなければならない．そして，適合性の認定機関の相互承認が原則となるので，行政構造は水平的関係を築かなければならない．

2.2 非動物由来食品の公的検疫システム

1989年6月の理事会指令89/397/EEC[5]は，食品（foodstuffs）の公的検疫（official control）を定める法制度である．80年代末に市場統一を目前に控えて，公衆衛生，公正取引，消費者権利の保護をしつつ自由な流通を促進するための制度改正を行った．本指令は非動物由来の食品（foodstuffs）を対象とする．

しかしこの指令の対策は十分でないとされ，その後，検査官による統一的な定義，追加訓練，試験所への品質基準システムの導入，分析手法の同等性の確保等が必要だと指摘されることになる．

1993年11月の理事会指令93/99/EEC[6]は，加盟国における公的管理プログラムのための組織，および試験機関の品質基準を定めた追加的対策である．これによって食品の輸入検疫におけるニューアプローチ体制が強化された．それは適合性評価制度に基づいている．

そこで新たに取り決められた重要な事項は，第1に試験所認定に品質基準システムを導入したこと，第2に違反行為の防止と発見のための措置を定めたことである．公的分析結果の信頼性を確認し，査察機関による相互認証を促進するため，査察を実行する認定試験所は，公的試験所認定に関する欧州基準 EN 45001 に従った試験所検査の一般基準および OECD 適正試験所規範の原則を遵守しなければならないことになった．各国での法制化は 95 年 5 月（一部は 98 年 11 月）までに行われている．

2.3 動物由来食品の公的検疫システム

89 年 12 月に制定された理事会指令 89/662/EEC[7] は，市場統合に併せて共同体内における家畜衛生審査，およびすべての動物由来食品の検疫に関する総合的な規則を定めた．これ以降，EU 域内の加盟国間の国境（フロンティア）における動物検疫は廃止され，生産・発送地だけでの実施を基本にすることになった．

97 年 12 月に制定された理事会指令 97/78/EEC[8] は，国境検疫所での第 3 国から輸入される食品の家畜衛生検査について新たな統一した原則を定めた．フロンティアでの検査が廃止されたので，第 3 国からいったん域内に入るとチェックが困難になるからである．

検査は，書類検査，視認検査，実物検査の 3 種からなる．すべての積送品には，定められた獣医学的審査証の正本が添付されていなければならない．また各国の管轄当局間での動物検疫情報交換のためのコンピュータネットワーク ANIMO を構築することになった[9]．なお，①満足できる衛生条件が保証された国または地域からのものであること，②理事会決定 95/408/EEC[10] にしたがって認可された事業所からのものであること，③輸入認証が交付されていること，の条件が満足されるならば，実物検査の頻度は少なくなる．

2.4 共同体検疫体制

食品家畜衛生事務所（FVO）が，EU 加盟国および EU への輸出国におい

て，検疫・衛生対策の監査をするための実地査察や抜き取り検査を行う．検疫対策は加盟各国にまかせているので，FVOは各加盟国の管轄当局を監査するだけである．それは補完性の原則に従っており，EU機関が個々の食品企業を直接査察することはない．

EUの食品安全行政の青写真を示した「食品安全白書」(European Commission, 1999 a)は，当時の検疫体制に関して次のような見解を表明している．

① 近年の食をめぐるトラブルは国レベルの検疫に混乱があるために起きたことであり，立て直しに取り組まなければならない．国レベルの検疫の共同体規則が求められる．そのために，(a)共同体レベルで定められた実行可能な基準，(b)共同体検疫ガイドライン，(c)加盟国間での行政上の共同活動を確かなものにしていく必要がある．

② FVOによる定期的な査察は続けなければならない．またFVO報告に基づき効果的で透明性の高い迅速な対処を行うべきである．

③ EU域外から輸入されたものの国境検疫は，域内の衛生・安全を保護するために重要である．現在，国境検疫所で対応できているのは動物由来の食品だけであるが，すべての食品をカバーするように強化すべきである．

3. 食品衛生規制

3.1 現在の衛生指令

市場統合時，1993年6月に新しい衛生規制である理事会指令93/43/EEC[11)]が定められた．あらゆる食品を対象とする水平指令で，先に説明した公的検疫指令とセットになっている．その時すでに新しい食品衛生行政の基礎となる考え方が盛り込まれていた．

① 国民の健康保護を第一の考慮事項とする．

② 人体に有害な食品を製造しないという食品企業の義務を明確にする．

③ 加盟国の管轄当局によって食品衛生を監視する．

④フードチェーン全体を見通した衛生管理をする．フードチェーンには，1次生産（収穫，と畜，生乳加工），調製，加工，製造，包装，貯蔵，輸送，流通，販売が含まれる．ただし農業そのものはこの指令の対象ではなく，飼料生産も含まない．
⑤科学的に受容可能な原則に従って，微生物学的基準と温度管理手法を適用する．
⑥食品産業における重要点を特定し，管理し，監視するために，危害分析，リスク評価，その他の管理技術を適用する．HACCPによる科学的アプローチを用いる．重要管理点は常設委員会が後に食品ごとに設定する．適正衛生規範GHPはEN 29000シリーズを利用する．

3.2 食品衛生規則パッケージ

食品安全白書は，既存の個別食品規則を段階的に改正していくことを示したが，その第1弾が食品衛生行政の改革である．

欧州委員会は，2000年に食品安全衛生規則の改正案「衛生パッケージ」を示した．これは5本の法案（4つの規則と1つの指令）から構成されている[12]．
①「食品衛生に関する一般規則」
②「動物由来食品に関する衛生規則」
③「動物由来食品に関する衛生検疫規則」
④「動物由来食品の販売と輸入に係わる動物衛生規則」
⑤「衛生既指令の廃止指令」
欧州議会は，このうちの主たる法案に対して，すでに承認を与えている．
今回提案された規則群は，次の問題を取り扱っている．
①食品衛生に関する理事会指令93/43/EECに含まれる一般食品衛生，および公衆衛生問題と動物由来食品の生産や販売に関わる理事会諸指令における食品衛生問題
②動物由来食品に関わる動物衛生（家畜伝染病等）問題

第5章　EU食品衛生行政と農業・食品産業への影響

③動物由来食品の検疫問題

　今回の衛生パッケージ法案では，まず法的な枠組みを確立すること，そして動物由来食品の衛生問題と検疫問題とを明確に分離することが重要なポイントとなる．

　パッケージの柱となる食品衛生一般規則の第1の基本原則は，「農場から食卓まで」原則を食品衛生にも適用することである．加えて，これまでの理事会指令93/43/EECおよび16の食品別の指令に分散していた複雑な衛生条件を統合し，調和させ，簡素化させることである．

　この規則によって単一で透明なルールのもと，「すべての食品」と「すべての食品関係業者」を管理することになる．64年以降，食品衛生に関する様々な指令が出されてきた．指令が多様であったのは，①衛生，動物衛生，検疫の3つの異なった規則が混在しているからであり，②動物由来食品と非動物由来食品とで対象が異ならざるを得ないからである．

　第2の基本原則は，すべての食品関係業者には第一義的な責任を果たす義務があるとし，そのために食品業者が衛生管理のセルフチェックと近代的な危害管理技術を利用することを定めたことである．農業以外の食品ビジネスには，HACCPルールの適用が義務づけられる．

　HACCPシステムを導入するにあたって，食品製造業者それぞれは，独自の監視プログラムをデザインしなければならない．かつての食品安全政策は，管理手法が具体的に提示されてきたが，これからは食品安全目標(FSOs: Food Safety Objectives)の提示が政策の基本となるという．安全目標を達成するように衛生当局の指導を受けながら食品事業者自らが，危害をすべて特定して，適切な管理手順を確立することになる．つまり，統一したHACCPシステムがあるわけでなく，現場ごとにHACCPを組み立てなければならないということである．セルフチェック体制は，このHACCPを構築するのに整合的なシステムとなる．

　基本原則の最後は，食品および食品成分のトレーサビリティを確立することである．すべての食品事業者を登録して，その登録番号によって食品の追

跡が可能となる．また食品や原材料の供給者を特定するために記録を残すことも義務化される．

これらの安全管理，トレーサビリティ，危険食品の回収を組み合わせた総合的な水平規則によって，高水準の消費者保護の実現を目指している．

3.3 農業の衛生義務

「農場から食卓まで」が原則となり，この衛生規則は農業にも適用される．しかし現時点で農場に完全な HACCP を適用することは困難であるため，適正農業規範（GAP）などの今までより高度な衛生管理手法をしばらく経験した上で，将来の HACCP 適用に備えるべきだと提案されている．なお，1次生産部門（と畜業等）への HACCP の導入は確かに困難であるが，川下部門の経験が生かされて徐々に浸透できると考えられている．

飼料の衛生・安全基準への関心も高まっている．ただしその管理のための法制度はすでに存在するので，今回の衛生規則で対応はしないという方針が示された．したがって，この規則における「農場」に飼料生産は含まれない．しかしこのことは，食品安全白書で提案された方針に反する．そのため，現在の審議でフードチェーンに飼料を含めるかどうかは論争点になっていて，今のところ欧州委員会と欧州理事会との間で合意できていない．

なお，GMO のトレーサビリティ等に関する新しい規則では，食料と飼料とを区別しない「1つの扉には1つの鍵」ルールを適用している[13]．

3.4 適用除外条項

遠隔地域（高地，離島）の食品や伝統食品に対しては，規則の弾力的適用の条項が用意されている．このような伝統食品の保護のルールは，補完性と透明性の原則に基づいて定めることが求められている．

この適用除外条項案は，欧州議会からの改正要求によって含まれることになった．これによって，生産者から消費者またはローカルの小売業者への少量の1次産品，たとえば野生のいちご類や狩猟肉，自家産の果物などの自然

食品の産直は，この規則の対象とならなくなりそうである．そのような行為の管理は，欧州レベルの規則では扱わず，各加盟国段階で扱うべきだとされた．

HACCPシステムの中小企業への導入についても，特別な措置が必要だと考えられている．例えば，危害管理の方法について詳しいガイダンスを提供するような特別な適正衛生基準GHPを開発することが検討されている．

4. 民間主導による安全・衛生対策

4.1 オランダにおける安全・衛生管理システム

オランダで家畜衛生管理を強化して，その結果を消費者もしくは輸出相手に伝達するシステムを開発することになった．それは，90年代にダイオキシン，BSE，サルモネラ，O-157など，畜産物を中心に新たな危害が次々に発生し続け，EU全域に食の安全への不信感が拡がっていったからである．信頼を回復するためには，安全な製品をつくることがまず大事だが，そのことをどのようにすれば消費者へ確実に伝えられるのかも重要な課題となっていた．オランダの畜産業は輸出志向型の産業であり，豚肉生産量の6割以上はEUを中心とした輸出に向けられるので，そのアピールは海外に対しても行わなければならない．

全国的な家畜衛生管理を担当する機関の1つが，家畜衛生公社（GD: Gezondheidsdienst voor Dieren）である．この機関は1925年に農家生産者団体として発足し，11州ごとのGDが設立された．1990年に統合して4地区事務所体制となり，2002年には全国1組織になった．試験所には250名の検査官が働いていて，家畜の血液や牛乳などについて350種類，年間に総計400万の検査を行う．獣医学的検査は，疾病の発見だけでなく，家畜伝染病の管理や認証制度の運営にとって重要な役割を果たす．

GDは獣医学的なあらゆる観点からの品質管理を行い，品質保証，製品安全，動物福祉上の管理に関与している．①食肉，食品の安全性に関する獣医

学的な検査，②家畜伝染病の根絶プログラムの開発，③清浄農場認証の発行（輸出に必須）が主な業務である．

　食品安全行政の変革にあわせるように，獣医学的管理の体制も変化しつつある．GDは民間機関であるが，新しく創設されたオランダ食品安全庁を介して政府の家畜衛生行政をサポートしている．もちろん口蹄疫などの伝染病が発生した場合，地域の封鎖や役畜の処分などは政府が対処する．しかし，予防的な対策については，GDなど民間部門へ徐々に移管されつつある．また，GDの役割として，民間獣医の研修・教育への貢献も重要視されている．GDは1994年に，認定機関（RvA: Raad voor Accreditatie）によりISO/IEC 17025: 1999（旧ISO/IEC Guide 25）に基づく認定試験所（STER-LAB）となった．

　GDは家畜の全国データベースを運営する．このデータベースによって，個々の農場の家畜衛生状態を評価できるようになっている．そのデータベース情報と，経営・連携管理システム（BRMS）や家畜登録制度データとを組み合わせて，衛生・品質管理プログラムに利用している．

　農場部門での安全・衛生管理を品質保証制度に結びつけた制度が，統合連鎖型統治（IKB: Integrale Keten Beheersing）である[14]．この制度の運営は，畜種横断的（牛肉から鶏卵まで）・業種包括的（農場から小売店まで）な全国畜産組織「畜産・食肉・鶏卵生産協議会（PVE: Productschappen Vee, Vlees en Eieren）」が行っている．家畜の識別登録を必須とし，飼養管理（飼料，薬剤，診療，衛生，動物福祉），と畜衛生，輸送体制に関する基準を設けていて，ISOの適合性評価をベースとした認証を行っている．なおGDは，IKBの認証機関STERINとして家畜衛生の検査や管理部門を担当する．

　IKBは，①全国的な認証制度，②自主的参加，③畜産業発展のためのインフラ，④新しい品質管理概念の適用，⑤垂直的な統合管理，⑥トレーサビリティ確立，⑦独立した審査と制裁制度を基礎としている．認証を受けた製品は「IKBラベル」が貼付される．

　IKBの普及は急速に進み，2002年7月現在，生産ベースでみた参加率は，

豚80％，牛95％，子牛100％，七面鳥95％，肉鶏95％，採卵鶏90％である．微妙ではあるが普及率に差があるのは，農場と食品加工業者の間の契約拘束度の違いが影響しているといわれている．しかしいずれにしても，IKBの普及度は全般的に高い．それは，輸出品として戦略的な品質・安全対策の必要性が関係者に強く意識された結果であろう．

4.2 EUREPGAP

域内で交易される野菜や果物等について，適合性評価制度をベースに国際的な規格を定めようとする動きが欧州で進んでいる．輸入業者の自主的な検査を補完する動きとして注目されており，それらは小売チェーンがイニシアティブをとっている．

ドイツに本部がある EHI（EuroHandelsInstitut）の子会社 FOODPLUS は，EUREPGAP と呼ばれる農業生産物の衛生認証規格を運営している．1997年から3年間かけて研究し，2001年から開始した．Euro-Retailer Produce（EUREP）Working Group を母体として検討が開始されたことから，現在の名称になっている．

現在までに青果物（野菜，果物），花き，畜産，購入飼料，自家飼料，コンバイン収穫型作物[15]の認証規格を開発している．ヨーロッパの小売チェーンと，アフリカ，アメリカ，アジア，ヨーロッパ，オセアニアの商社・卸売業者，そして欧米の認証機関などが加盟している．イギリスのスーパーに出荷する場合，農場に対してこの認証の取得を求める例がでてきている[16]．

ちなみにイギリスのスーパーチェーンが設立したBRC（British Retail Consortium）は，1998年にBRC食品技術規格を定めて，HACCPシステムの導入，品質管理システムの書式化，環境・製品・製法・労務に係わる基準の設置を行い，自己認証，第3者認証を受けるシステムを確立している．2002年にはBRC第3版が制定された．これは，イギリスの1990年食品安全法で導入された無過失責任制度に対応するものになっている．

4.3 新しい動き

パリにある小売業者の国際団体 CIES が，GFSI (Global Food Safety Initiative) と名付けられた食品安全規格システムを開発して食品関係者に参加を呼びかけている．CIES には 50 カ国から 200 社の小売チェーンが加盟している．アメリカのチェーンストアの参加も多いが，ヨーロッパ企業は FOODPLUS と重複して参加している．この認証システムがカバーする範囲は，他の規格に比べて格段に広い．まだ企画段階にあって，運用されているわけではないが，そのシステムの設計思想は，民間による新時代の食品安全対策の代表例となるように思われる．

CIES は，食品安全性の良さを互いに競争する手段には利用すべきでないと主張している．しかしながら，フードチェーンの中のいずれかの企業が安全上の問題を起こしただけで食品業界全体の信用に悪影響が及ぶことがたびたびあり，業界としての対策が必要だという認識を強く持っている．つまり食品事業者の行動には，外部性があるということである．そのために業界全体で統一した安全基準を設定した方がよいと提案する．その目標は，食品安全性を向上させ，消費者保護を確実にして，消費者の信頼を高め，食品安全対策の手段を用意し，サプライチェーン全体での費用効率性を改善することにある．

2000 年 5 月に規格作りに着手して小売チェーンの参加を募り始めた．2001 年にはガイダンス文書の第 1 版，2002 年には第 2 版が完成して協議を始めている．フードチェーンの各段階で適正農業規範 (GAP)，適正製造規範 (GMP)，適正流通規範 (GDP)，危害分析重要管理点 (HACCP) を設定し，他の規格と同様に認定・認証制度を組み入れている．

2003 年 1 月には第 3 版が公表された．この計画は次の 5 点が鍵となる．
- 食品安全性を世界的に基準化する計画の実行
- 国際的な早期警戒システムの構築と実行
- 国際的な食品産業，国・超国家政府，機関相互間の協調関係の促進
- 計画の関係者間への周知と消費者教育の促進

第5章 EU食品衛生行政と農業・食品産業への影響

● 適正小売基準 GRP のコーディネート

GFSI は規格そのものではなく，新たな規格を作成しようとする計画でもない．また，品質訴求を目的とした GFSI ロゴやマークの製品への貼付を認めていない．GFSI は既存のいくつもの規格をハーモナイズし基準化することを企図している．それは，生産者・納入業者（供給者）と小売業者の間の取引条件を確立しようとするものである．利用する規格の基準化にあたって，国際基準化機構 ISO の Management System，コーデックス委員会の HACCP，WTO/TBT 協定（付属書3）の適正実施基準（Code for Practices）に基づく基本要件を満たすことを求めている．

ガイダンス文書最新版（第3版）には，食品安全対策の要件，基準化手順，認証機関（システム）の要件とガイダンス，基本要件の概要が示されている．

既存の認証規格保持者の参加を呼びかけた結果，2003年1月時点で次の4認証規格の参加が決まっている．① BRC Technical Standard（イギリス），② Dutch HACCP Code（オランダ），③ EFSIS Standard（イギリス），④ International Food Standard（ドイツ）である．

GFSI 基準化システムも適合性評価制度をベースにしている．生産者・納入業者は，認証機関による第3者監査を受けることになる．認証機関は GFSI に登録されるのではなく，基準化規格に基づいて認定機関の認定を受ける．各国の認証機関による認証は，国際認定機関フォーラム（IAF: International Accreditation Forum）を通じた多国間相互承認協定に参加して国際的に相互認証されるので，認証を取得できれば国際的な取引の道が確実に開かれる．これらの適合性評価システムは，ISO/IEC Guide 65（もしくは EN 45011）の下で管理されることになる．

5. おわりに

新しい食品法が制定されて，EU の食品安全対策は，リスク分析（リスク評価，リスク管理，リスクコミュニケーション）に基づくフレームワークに

よって運営されていくことになった．同時にリスク評価（およびコミュニケーション）機関として欧州食品安全機関が発足した．しかし今のところ，それ以外の組織上・運営上の変化はない．なぜならば，健康・消費者保護総局の創設など，欧州委員会は，80年代の終わりからリスク管理部門の改編を断続的に行ってきていて，それらの改革をすでに完了したからである．

90年代初頭の市場統合以降に進められたことは，①域内のさらなる自由化，②第3国対応，③試験所に関する適合性認証制度の導入，④事業所でのHACCPの推進，⑤EU・加盟国・地方自治体の役割分担（検査，検疫）の明確化，⑥公衆衛生・動物衛生・植物衛生の統合的管理であった．

EUは，この10年間の改革で一貫して国際的な観点から制度を整序してきたのである．もちろんはじめは，EU諸国間というやや限定された国際関係ではあった．その後，域内統一する過程で必然的に，域外第3国との関係の再構築に着手することになる．今後は，中東欧加盟交渉にも取り組まなければならない．2000年前後に食品行政改革を巡ってたたかわされてきた議論からすると，どうしても安全管理の強化という面に目が向きがちであるが，実際のところ，市場統合を進める上での制度上の整備を着々と進めていたと言えるのではないか．

90年代から現在までの食品行政改革の中で登場した新しい方針としては，①農場から食卓までのフードチェーン管理，②適合性評価をベースとしたニューアプローチ，③高度衛生管理手法HACCPの利用が重要だと思われる．

EUはこれら食品安全白書で定めた指針に従って，着々と安全行政の改革を続けて行く．一方で，民間ではますます革新的な食品安全対策が進められることが予想される．それらは，IT革命の進展とグローバル化によって激しく変化する経済・社会と調和するために必須の取り組みとなるだろう．今後，農業や畜産の現場に非常に大きな影響を与えることは間違いない．

注
1）　もちろん消費者・健康保護総局と各加盟国は，リスクコミュニケーションも行

う.
2) 第4章を参照.
3) 枠組みについては,日本適合性認定協会［2002］を参照.
4) 補完性の原則については第4章補論を参照のこと.
5) Council Directive 89/397/EEC of 14 June 1989 on the official control of foodstuffs.
6) Council Directive 93/99/EEC of 29 October 1993 on the subject of additional measures concerning the official control of foodstuffs.
7) Council Directive 89/662/EEC of 11 December 1989 concerning veterinary checks in intra-Community trade with a view to the completion of the internal market.
8) Council Directive 97/78/EC of 18 December 1997 laying down the principles governing the organisation of veterinary checks on products entering the Community from third countries.
9) Commission Decision 91/398/EEC of 19 July 1991 on a computerized network linking veterinary authorities (Animo). 域内流通では国境検疫が行われなくなったので,以前のままでは域外との国境検疫所での衛生情報が域内他国に伝わらなくなってしまうからである.
10) Council Decision 95/408/EC of 22 June 1995 on the conditions for drawing up, for an interim period, provisional lists of third country establishments from which Member States are authorized to import certain products of animal origin, fishery products or live bivalve molluscs.
11) Council Directive 93/43/EEC of 14 June 1993 on the hygiene of foodstuffs.
12) 「食品衛生に関する一般規則」Proposal for a Regulation of the European Parliament and of the Council on the hygiene of foodstuffs〔COM (2000) 438 final: 2000/178 (COD)〕.「動物由来食品に関する衛生規則」Proposal for a Regulation of the European Parliament and of the Council laying down specific hygiene rules for food of animal origin〔COM (2000) 438 final: 2000/179 (COD)〕.「動物由来食品に関する衛生検疫規則」Proposal for a Regulation of the European Parliament and of the Council laying down detailed rules for the organization of official controls on products of animal origin intended for human consumption〔COM (2000) 438 final: 2000/180 (COD)〕.「動物由来食品の販売と輸入に係わる動物衛生規則」Proposal for a Regulation of the European Parliament and of the Council laying down the animal-health rules governing the production, placing on the market and importation of products of animal origin intended for human consumption〔COM (2000) 438 final: 2000/181 (CNS)〕.「衛生既指令の廃止指令」Proposal for a Regulation of the European Parliament and of the Council repealing certain Directives on the

hygiene of foodstuffs and the health conditions for the production and placing on the market of certain products of animal origin intended for human consumption, and amending Directives 89/662/EEC and 91/67/EEC [COM (2000) 438 final: 2000/182 (COD)]
13) 「GMO のトレーサビリティと表示に関する規則」Regulation (EC) 1830/2003 of the European Parliament and of the Council of 22 September 2003 concerning the traceability and labelling of genetically modified organisms and the traceability of food and feed products produced from genetically modified organisms and amending Directive 2001/18/EC および「GM 食品と GM 飼料に関する規則」Regulation (EC) 1829/2003 of the European Parliament and of the Council of 22 September 2003 on genetically modified food and feed に定められている.
14) 新山他［1999］pp. 250-252 も参照のこと.
15) combinable crop のことである. 穀類（小麦など）, 油糧種子（菜種など）, タンパク作物（大豆など）の総称である. これら作物の衛生条件に対しても関心が高くなってきている.
16) EUREPGAP のホームページは, http://www.eurep.org. なお 2003 年 3 月 18 日に開催された農業情報学会シンポジウムでは, この認証取得に向けた青森のリンゴ農家・集荷業者の挑戦が紹介された. 片山寿伸「海外市場開拓の条件としてのトレーサビリティー」『農業情報学会誌「農業情報研究」別冊シンポジウム資料集』pp. 47-55 を参照.

第6章　わが国における食品の安全・品質制度の展開

1. はじめに

　この数年間，驚くほど数々の食品スキャンダルが明るみに出た．そして食品行政，食品産業への信頼が失われた．この一連の過程をまとめてみると，われわれ消費者の権利に対して大きく2つの侵害があった．1つは安全権の侵害，もう1つは選択権の侵害である．

　2000年以降に起きた事件では，スターリンク混入，乳製品食中毒，BSEによって，消費者の安全な食事をする権利（安全権）が傷つけられた．そしてそれ以降に発生した問題のほとんどは，偽装表示や内容物のすり替えであったが，それらによって消費者の選択する権利（選択権）が損なわれたのである[1]．

　ヨーロッパでは安全権の侵害が極めて深刻であった．BSE危機，O-157やサルモネラの汚染，ダイオキシン混入などが続発している．イギリスでの18万頭以上のBSEの発症は，われわれの想像の域を超えた驚くべき大事件である．20世紀最後の年を前後して，欧州委員会は消費者保護・健康総局の再編，食品一般原則の制定，食品安全機関の設立など立て続けに大改革を行ってきたが，それだけ信頼失墜が著しかった．

　翻ってわが国の現状をどのように理解すべきなのであろうか．結論を先に述べるなら，最近のわが国における食の信頼の失墜は，もっぱら選択権の侵害によって引き起こされたと考えるべきではないか．一方，安全確保の努力

は，ある程度功を奏してきたという面がある．だからといって気を抜いてよいわけではない．安全への新たな脅威は数多い．安全基本法の制定，安全委員会の設立は歴史的にみて必然であり，社会的にみて当然であろう．

今般の食品安全行政の改革によって安全権が強化されたからといって，目覚ましく食の信頼が回復するかどうかは疑問である．あわせて選択権の侵害への対策強化が必要だからである．そのためには，リスク・コミュニケーション手法の効果的な利用と品質・表示政策の改革が問われている．

2. 事件・事故と食の信頼

2.1 事故・違反の実態
(1) 食 中 毒

最近，国民・消費者が食の安全に強い懸念をいだいているとするいくつもの世論調査が発表された．それは人々の偽らざる気持ちを表した結果であろう．2000年夏に起きた乳製品の食中毒事故は記憶に新しい．

ところで食品の事故報道はよく耳にするが，客観的にみて危険度は上昇しているのだろうか．食中毒統計でそのことを確認してみよう．もちろん食品の危険は食中毒だけではないが，間違いなく食中毒は安全度を測る有力かつ重要な指標である．

図6-1は，戦後の食中毒事故発生の推移を示している．最も目を引くのは，死者数の減少である．患者数に対する死者数は，50年代が平均で100人に1人だったが，90年代になると1万人に1人へ低下している．一時的に増加した後，年々死者数は減少していき，幸いなことに85年以降は1ケタにとどまる年がほとんどとなっている．

ところが患者数は減少せず，わずかながら上昇傾向すら認められる．一方，事件数は50年代に増加したが，それ以降90年代半ばまで減少していた．95年に事件数が大幅に増えているが，これは食品衛生法の改正によって，1名患者事故の報告が進んで行われるようになったからである．その後，事件数

第6章 わが国における食品の安全・品質制度の展開

指数 1965＝100
患者数：17,613(1949年) → 25,862(2001年)
事件数：　1,131(1949年) → 　1,928(2001年)
死者数：　　411(1949年) → 　　　4(2001年)

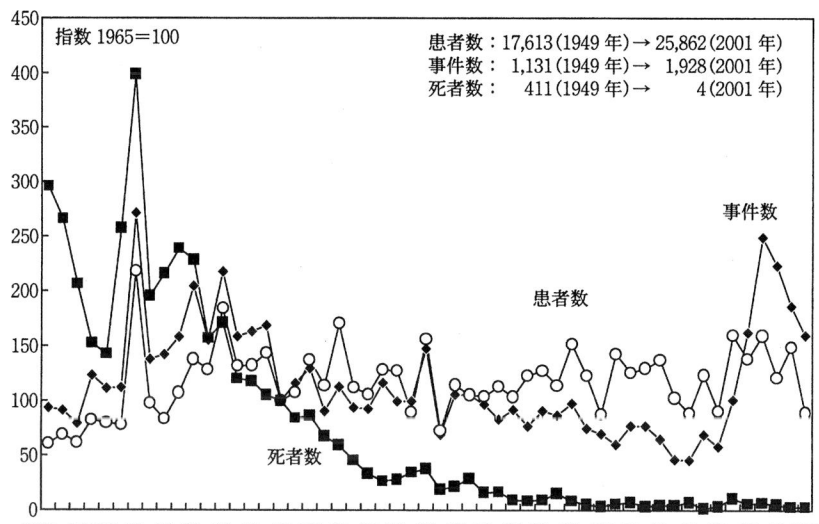

資料：厚生省「食中毒統計」．

図6-1　わが国の食中毒事件

は減少傾向にある．

　以上のように，戦後の長期的傾向とここ数年の推移を振り返ってみると，印象的な事件はあったとはいえ，こと食中毒に関しては極端に事態が悪化しているわけではないようである．

(2) 食品営業施設処分

　図6-2に食品営業施設の処分比率を示した．2000年度の許可を要する食品営業施設数は約271万，そのうち調査・監視指導をうけた施設数は約266万，また許可を要しない施設数は約158万，そのうち調査・監視指導をうけたのは約159万であった．この調査監視は，規則によって毎月行われる業種もあれば，年1回の業種もある．

　80年代以降は問題のある施設の比率が減少している．これは保健所による検査によって問題が発見されて営業停止や改善命令を受けた施設の件数である．改善勧告や始末書の提出といった事例も含まれて，その方が圧倒的に

資料：厚生省「衛生行政業務報告」．

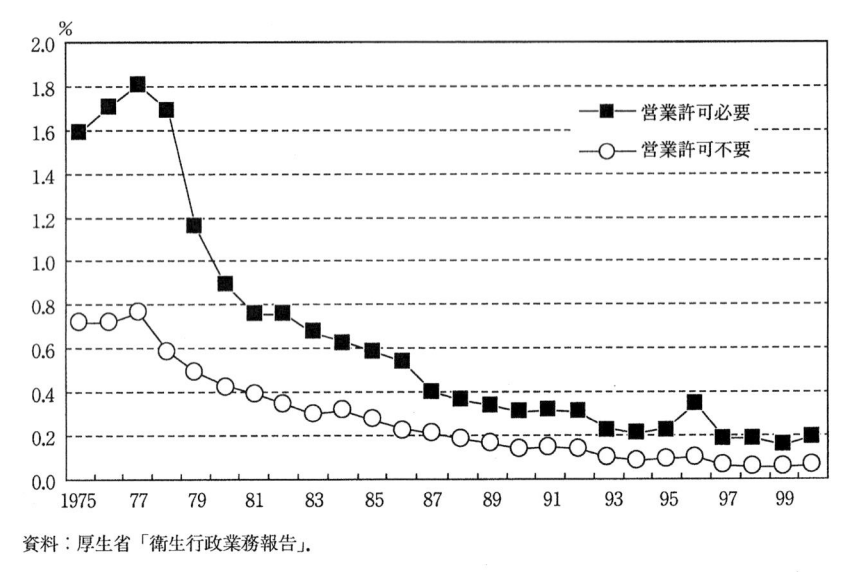

図 6-2 食品関係営業施設の調査における処分比率

多い．
(3) JAS 品質表示基準違反

最後に JAS（日本農林規格）の品質表示基準に違反した事例の推移を確認する．図 6-3 には 80 年以降の結果が示されているが，それ以前は違反数すら公表されていなかった．

この調査では市販品を買い取り，検査して表示通りかどうかを確かめている．2000 年度の検査対象数は JAS 製品で 440，非 JAS 製品で 2,537 であった．そのうち改善指導を受けたのはそれぞれ 28（比率は 6.4％），723（同 28.3％）であった．

高い数値となっているが，そもそも検査対象が限られていて，この調査は違反の懸念される製品を重点的に調べているからである．したがって，厳密な年次間の比較はできないのだが，しかし 90 年代は傾向的に下がりつつあったのが，最後の 2 年間に比率が上昇してきたことには注目しておきたい．最近になって偽装表示が増えてきたことを示す 1 つのデータである．

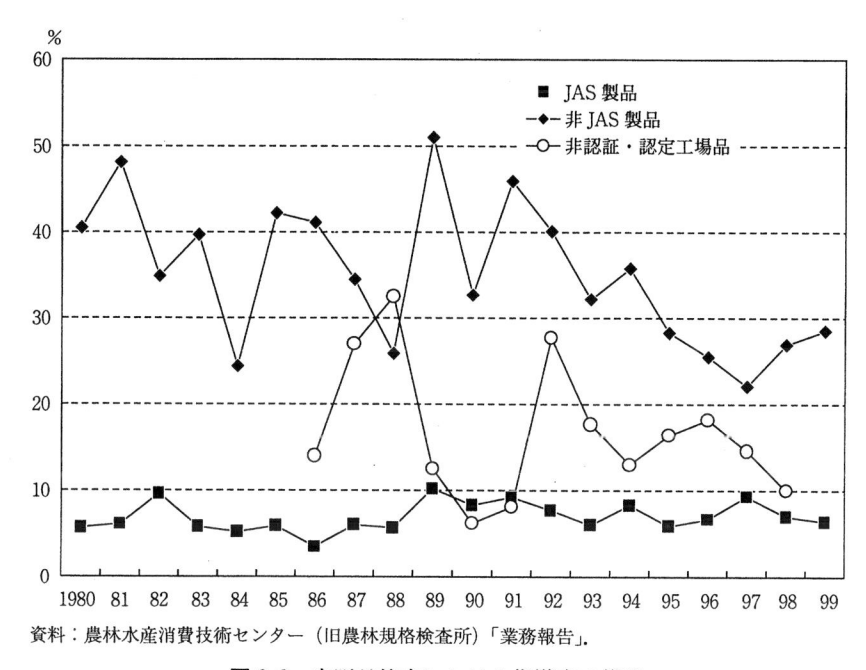

図6-3 市販品検査における指導率の推移

資料：農林水産消費技術センター（旧農林規格検査所）「業務報告」．

2.2 違反の起こる背景

　食中毒事故の発生数，食品施設の違反率の推移をみるならば，食品衛生基準の遵守は基本的に向上してきたようである．ただし重大事故のリスクは決してなくならない．事実，大規模なO-157や乳製品中毒事故が起きている．食中毒事故は，年によって増えたり減ったりする．それは確率的な問題であり，安全対策は事故確率を恒常的にどれだけ低くできるかにかかっている．

　一方，品質違反や表示違反による構造的な偽装問題は依然としてある．違反をすることで利益を得る可能性がある限り，根絶することは難しい．

　故意による違反を生み出すメカニズムについては補論Iで述べている．その要点は以下の通りである．

　①品質間の価格差のあることが偽装販売の温床となっている．

　②高い価格がつけられなければ良質な製品は供給されていかないが，その

ために常に偽装される危険にさらされる．
③違反に対する罰則が効果的であるかどうかは，罰金の大きさと発覚確率に左右される．

人々は，食生活を楽しむため，高品質で差別化された商品を求めている[2]．しかし，その真に豊かな食生活を維持するためには，違反を抑止するための監視と罰則を組み合わせた社会制度が必須である．

しかし故意に基づく違反は対策が難しい．違反行為を隠蔽することも同時に行われるからである．これを防ぐために，罰則の強化，内部告発の制度化などの工夫が必要である．ただし，このような罰則が，故意によらない違反の場合にも適用されてしまうおそれがあると，全体に人々の心を萎縮させ，社会の発展を阻害する副作用を生まないか懸念される．

2.3 違反と価格差
(1) 牛　　肉

BSE危機の際に，食肉業者が輸入牛肉を国産牛と偽って買い取りさせたことをきっかけにして，偽装問題は社会的に注目されるようになった．しかし以前から，国内ブランド牛肉では，偽装販売があるのではないかと疑われていた．以下のように牛肉価格の格付け格差が大きいからである．

図6-4は，去勢和牛A3の牛肉と他の格付けの牛肉との価格比率の推移である．第1章で確認した通り，96年以降は家計での牛肉消費量が低下しはじめた時期である．景気が低迷して高い肉が敬遠されがちである一方で，徐々に品質志向が強まる時期であった．事実，オス，メスともにA5は相対的に高くなった．このことは，潜在的な偽装利益が増えていったことを意味する．

2001年秋以降，BSE問題が明らかになった時，品質間格差は著しく大きくなった．この時，あらゆる品質の牛肉で偽装への誘惑が頂点に達したであろう．いずれも価格は低下したが，高品質牛肉の価格低下率は比較的小さかった．2003年になるとA5とA3の価格差は元に戻るが，A3とB2やC2と

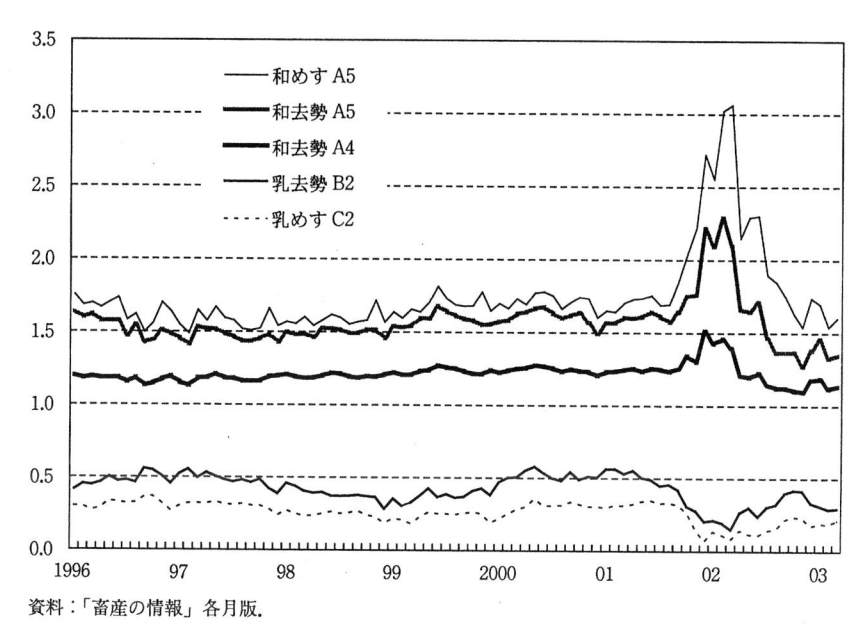

第6章　わが国における食品の安全・品質制度の展開　　111

資料:「畜産の情報」各月版.

図6-4　牛肉月次枝肉価格の相対比（和去勢 A3＝1）

の価格差は回復していない．いうまでもなく安全性への懸念が原因である．
(2) コ　メ

穀類はいったんサイロなどに保管されて，そして出荷される．したがって異なった品質のものがどうしても混ぜられてしまいがちである．かつてコメでは小売の商習慣として，混米が一般的に行われていた．それは品質と価格を調整するための必要な技術だとされていた．

しかし93年のコメ不足を境に，3点セット（年産，産地，品種）を明示した単一品種による産地ブランドが大勢を占めるようになっていく．銘柄米制度発足以来，品種間での価格差は徐々に拡大していたが，食糧法以降その格差は決定的となった．魚沼コシヒカリの偽装疑惑はつとに有名であるが，もちろん価格が極端に高いからである．

魚沼米はここのところ突出して高いが，その他のブランド間の格差は図

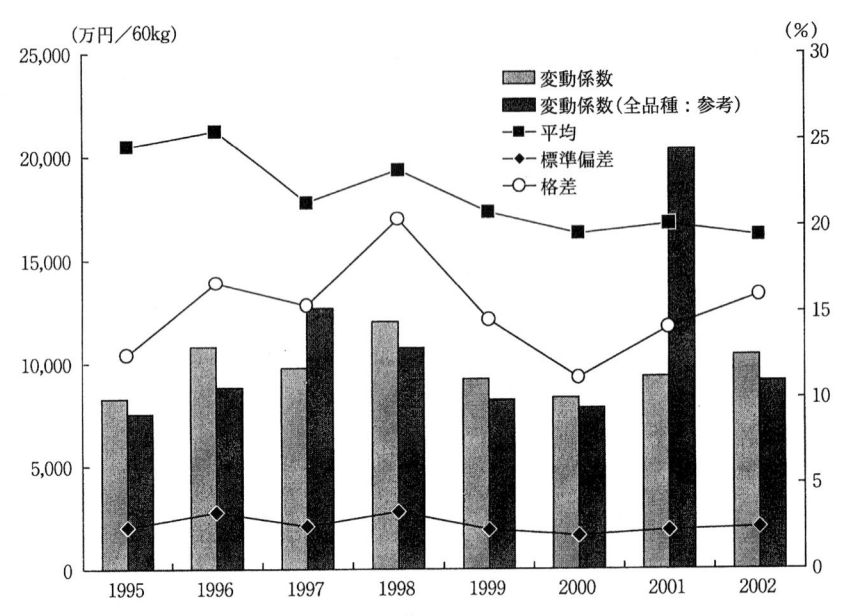

資料：自主米センター公表資料（ホームページ）．
註：各年10月期取引の数値を基準に，95年から02年まで一貫して上場している品種にそろえて計算した．なお「全品種」は各年の上場品種すべてを対象に計算した参考値．

図6-5　自主米センター入札価格の平均と分散

6-5に示したように年によって変動する．95年から98年までの間と2000年以降に，格差が徐々に拡がっている．全体的に価格水準が低下してきたので，格差が際だってきたという側面もある．こうなると偽装に注意しなければならない．現在進められているトレーサビリティの確認やDNA検査の実施が，抑止力として働くことは間違いない．

(3) 野　　菜

サトイモやゴボウに中国産，ミニトマトに韓国産を混ぜるなど，輸入品のすり替えが数多く報道されている．それ以外には有機栽培品と偽ったり，注文を充足させるために他産地のものを混ぜたりすることもあった．価格差が第1の原因ではあるが，注文先との契約違約というビジネスリスクが明らかに違反を増やしている．

2.4 高まる不安とその要因

現在,人々が安全・安心へ対して抱いている懸念は,確かに偽装問題が元凶になっている．しかし,安全問題をそのように割り切ってよいかどうかはもう一度検討してみる必要がある．

豊かな社会になると,人々は安全性により敏感になるといわれる．飽食の時代の今は,選択肢が多様になり危険な食品をあえて摂取しなくても生活できることもあって,人々はメディアから流れてくるわずかな安全性の瑕疵情報にも過剰に反応する．日本ではその傾向が特に顕著に現れているようにも思われる．そのような危険心理を左右する要因はどこにあるのかについて,やや仮説的な見解であるが,4つほど指摘しておこう．

第1に,食品に関する情報が以前よりも不足してきたと感じているからではないか．われわれは確かに豊かな食生活を楽しめるようになった．それは食品生産や食品流通が高度化したお陰であるが,しかし一般に生産者や製造者の活動は,消費者にとって一種のブラックボックスの中にはいってしまい,窺い知れないという感がなくはない．食材調達がグローバル化したこともあるが,加工食品や調理食品が増えて,流通の途中で今までよりも多くの人々が介在するという要素も影響しているだろう[3]．

第2に,これまで聞いたことのなかった新しい危害が登場してきたからではないか[4]．例えばわずかな菌数の汚染で発病して死亡事故まで起こす病原性大腸菌 O-157 や,狂牛病と称され人間の脳症までも引き起こすとされるBSE などは,一般の人々にとって,この10年で突然現れた食性病害である．BSE は倫理上の疑念も引き起こした．人々を恐ろしいと思わせるような恐怖の琴線に触れる危害要因の登場は,他の感染症の流行と同じく,ここに来て増えているように思われている．

第3に,多くの人々が一般に安全だと思う標準的な状況が,だんだんと高水準になってきたからではないか．この社会全体で標準的だと思う水準のことを「参照点」と呼ぶことにしよう．

参照点とは,環境問題の分野で利用される概念である[5]．実は,今ある環

境が良いか悪いかを絶対的に決めることはできない．何かの基準と比較してそれよりも状況が上であれば環境が良い，下であれば環境が悪いと，相対的に判断しているのであって，その基準を参照点と呼んでいる．

同じように安全性の参照点という議論をすることが可能であろう．安全対策が成功すればするほどそれが当たり前だと思うようになり，参照点は徐々に引き上げられていく．したがって，安全が向上すればするほど，皮肉なことに，これまでと同じような事故が起こったとしても，今まで以上に危険だ，不安だと思うようになってしまうのである．

第4に，やや逆説的ではあるが，「商品」として完全な食品を間違いなく購入できる消費者の権利が，保障されるようになってきたからではないか．この権利にさきほどの「選択権」という用語を充てて言い換えてみるならば，「食の選択権が強化されてきたから」ということになる．そして生鮮品を含めて，すべての食品に事前の規格化を要求するようになってきたのである．かつては，特に生鮮品では品質や衛生状態のバラツキが大きく，一部分腐っていたということもあった．かつてはそれを承知の上で購入していたが，最近は，問題のある食品をつかまされた時に泣き寝入りせず速やかに告発し，どんな瑕疵についても問題視するというスタンスをとるようになってきた[6]．これに関連して安全権の形成過程について補論IIで論述する．

3. 食品安全・品質行政

3.1 戦後の安全問題

終戦直後の食料不足時代は，「まぜもの」が横行して品質も安全性も劣悪であった．絶対的な食料不足の中で，栄養摂取が優先された時代である．このような状況下では，品質の高さは人々の満足度にあまり貢献しないから，高い品質のものを生産販売しても高く売れない．劣悪な商品であることを承知で購入されて，世の中にはそのようなものしか出回らなくなる．まさに悪貨は良貨を駆逐するのである．

その後，品質の向上は国民的な目標として強く意識されるようになり，それは安全性の向上へ結びついた．改善のための手段は，原材料の高品質化と製造工程の高度化であった．

戦後の衛生上の規制手段が次々に創設され整備されていった．食品の製造と販売に関しては，水平的規則が「食品衛生法」(47年)によって定められた．農業や水産業に関しては，垂直的規則がそれぞれ「農薬取締法」(48年)，「獣医師法」(49年)，「肥料取締法」(50年)，「植物防疫法」(50年)，「家畜伝染病予防法」(51年)，「水産資源保護法」(51年)，「飼料の安全性の確保及び品質の改善に関する法律」(53年)，「と畜場法」(53年)によって制定されている．

これらの制度は表示，規格，認証制度としての側面ももつ．上記の法律以外では，「農林物資規格法(旧JAS法)」(50年)，「栄養改善法」(52年)が制定された．「私的独占の禁止及び公正取引の確保に関する法律」(47年)，「不当景品類及び不当表示防止法」(62年)といった経済規制手段も表示の適正化に利用されている．

3.2 食品衛生法制定

食品衛生規制の法制化は，1872年の京都府の飲食物検査にまでさかのぼる．全国的な規則は1878年の飲食物着色料に関する内務卿通達である[7]．取締規制としての性格が強かった．

戦後に制定された食品衛生法によって，危険な食品が社会に出回ることを規制する包括的かつ水平的な制度が用意された(以下，表6-1参照)．

この食品衛生制度の第1は，公衆衛生の観点から食品(残留農薬，医薬品を含む)，添加物，器具，容器包装等の規格，規制，表示，検査基準を定めて，その監視および検査をすることである．新製品の審査，輸入食品の検疫も行う．

第2は，営業施設の基準を定めて，許可を与え，その監視および検査を行うことである．食品や添加物を採取，製造，輸入，加工，調理，貯蔵，運搬，

表 6-1　食品衛生法の要点（2000 年時点）

販売用の食品および添加物の取扱原則（第 3 条）
有害食品等の販売等の禁止（第 4, 5 条）
新開発食品の販売禁止（第 4 条の 2）
指定外添加物等の販売等の禁止（第 6 条）
食品又は添加物の基準および規格（第 7 条）
残留農薬基準策定のための協力要請（第 7 条の 2）
総合衛生管理製造過程を経た製造の承認等（第 7 条の 3）
営業上使用する器具および容器包装の取扱原則（第 8 条）
器具又は容器包装の規格，基準の制定（第 9, 10 条）
表示の基準（第 11 条）
虚偽表示等の禁止（第 12 条）
食品添加物公定書（第 13 条）
食品等の検査（第 14 条）
食品等の検査命令（第 15 条）
食品等の輸入の届出（第 16 条）
食品衛生検査施設（第 18 条）
食品衛生監視員（第 19 条）
検査機関の指定（第 19 条の 2）
食品衛生管理者（第 19 条の 17）
有毒，有害物質の混入防止措置基準の制定等（第 19 条の 18）
営業施設の基準の設定（第 20 条）
営業の許可（第 21 条）
食品衛生調査会（第 25 条）

販売および器具や容器包装の製造，輸入，販売を扱う営業活動が対象となっている．

第 3 は，違反があった場合に行政処分を行うことである．食品の廃棄，回収や営業の許可取り消しなどを行う．

厚生労働省およびその検疫所，研究機関（医薬品食品衛生研究所，公衆衛生院，感染症研究所，健康・栄養研究所），薬事・食品衛生審議会，そして都道府県・政令指定都市とその保健所，衛生研究所，衛生検査所（市場，食肉），指定検査機関が食品衛生行政を分担して管轄する．

3.3 JAS 法制定
(1) 旧 JAS 制度
50 年には「農林物資規格法」が制定されて，加工食品の品質向上を制度的にサポートする JAS 制度が発足した．品位，成分，性能など規格が定められていて，その規格に適合する食品を製造できると認定された工場は，製品に JAS マークを貼付して販売することができる．JAS 制度への参加は任意であるが，多くの企業がこの制度に参加したので品質は向上し，消費者は JAS マークを利用して高品質な食品を選択できるようになった．

JAS マークは主要な企業の製品に貼付されるようになり，所期の目的である低品質な商品の追い出しに成功したが，選別情報としての意義は徐々に失われていく．企業間の競争の結果，さらなる品質のレベルアップが自主的にもたらされるようになり，JAS 規格と同等もしくはそれ以上の品質を保持していても規格を取得しない商品がある．

(2) 品質表示基準制度
JAS 制度には，70 年に新たな機能として品質表示基準制度が追加されることとなった．法律名も「農林物資の規格及び品質表示の適正化に関する法律」となる．

発足当初は一部食品の表示規制を定めるだけであったが，しかし，その表示内容は義務化された．対象となった食品は，JAS 規格が定められている加工食品と，JAS 規格の制定が困難なもので，一般消費者が購入の際に品質の識別情報を求める農林物資（日配品，青果物）であった．

3.4 制度分化
戦後の混乱期に制定された食品衛生法と JAS 法は，ともに食品の安全と品質の向上を目指していた．

もちろん食品衛生法と JAS 法では政策手段が異なる．食品衛生法は，安全目標を定めて規制的な管理をする制度である．規格基準を定め，検査で検証しながら，罰則制度によって規則を遵守させることを基本とする．一方，

JAS法は品質目標を定めて，経済的に誘導していく制度である．そのために認証や表示手段を利用する．

先に確認したように，60年代後半になると深刻な食中毒事故が少なくなってくる．ちょうどJASが品質表示制度の導入を検討する時期である．この制度によって消費者は品質情報を得て，より高品質な食品を正しく選択できるようになった．図6-6の概念図で表したように，この時点を境に食品衛生法は安全・衛生問題，JAS法は本来の品質問題へと政策分化していったのである．

この政策展開は，食品安全・衛生の一般水準が向上した結果であろう．このことに両法制度は確かに貢献した．しかし，国内生産の振興と輸入農産物の補填があったからこそ，安全・衛生水準は向上したという事実にも目を向けるべきであろう．質を改善するには，まず量を確保することが必要であった．食品が絶対的に不足している場合には，どんなものでも販売すれば飛ぶように売れてしまうから，「まぜもの」をして増量し暴利をむさぼる業者が必ず現れてしまう．供給側にそのような誘惑が存在する限り，品質の改善はありえなかった．そして需要側も品質の悪いものを選り分ける余裕はなかったのである．

この安全性改善過程における「反まぜもの対策」は，初期はJAS制度や

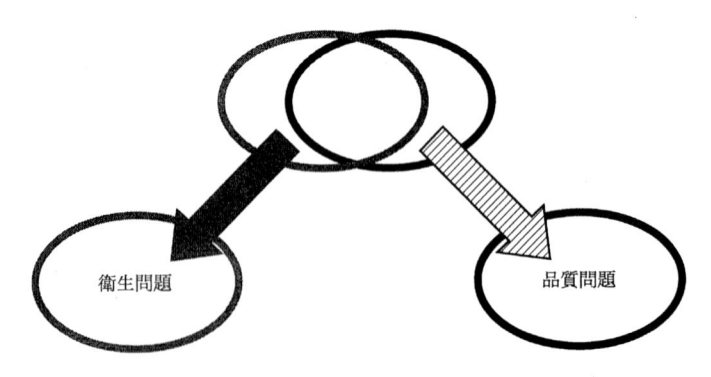

図6-6 戦後食品行政の分化

公正取引制度を中心にした行政誘導型であったが，その後民間企業間の競争という自発的な形態をとるようになった．高度経済成長がもたらした所得上昇は，高品質食品に対する消費者の支払意思額と可能額を引き上げた結果，企業は価格競争だけでなく品質競争にも向かうことになったからである．安全性向上は企業間競争のための品質競争の手段でもあったが，それよりもひとたび食品事故を起こすと当該製品以外の評判も著しく低下することから，安全性管理は優先順位の高い企業戦略と見なされた．

意図的な低品質・低安全性は徐々に少なくなっていった．もちろん悪質な業者による低価格低品質商品によるヒットエンドラン戦略もまだ存在するから，これらの業者を排除する継続的な努力が必要である．しかしそれらは例外的な事例になりつつある．

その後の重要な課題は，突発的な事故による危害の混入を防ぐことにある．すなわち意図しない品質・安全性をターゲットにした「反事故対策」が求められてきたのである．これまでヒ素混入ミルク中毒事件（55年）やPCB混入による油症事件（68年）などを教訓にしながら，製造工程の管理は厳重に行われるようになって，不測の事故はほぼなくすることができるはずだった．しかしそれでも重大事故は起きてしまう．

4. 新しい食品行政

4.1 食品衛生法改正
(1) 95年改正

食品衛生法は95年に大幅に改正された．目的は，①国際化に対応した安全対策，②食品保健に係わる営業規則の見直しと自主衛生管理，③食品を通じた健康づくり，それぞれの推進である．その背景には，食品の安全性問題に関する複雑多様化，国民の栄養摂取状態の変化，新興病害の拡大，フードシステムの高度化と流通側の要請，規制緩和の社会的要請，製造物責任（PL）法制定，国際化（輸入食品の著しい増加，規制の国際的整合化への要

請）があった．

改正のポイントは次の8点である．
- 食品添加物規制の見直し
- 残留農薬基準の策定
- 総合衛生管理製造過程（HACCP）の承認制度の導入
- 輸入手続の迅速化
- 指定検査機関におけるGLPの導入
- 飲食店営業許可の規制緩和
- 食品衛生管理の地方分権推進
- 栄養成分表示の適正化（主要栄養成分表示基準，栄養強調表示基準）

食品安全性，衛生管理への関心が高まり，高度管理へのニーズが高まっていたからであるが，皮肉なことに新しい食品衛生法の施行直後に1996年夏，大規模なO-157被害が起こってしまった．

ところでPL法が1994年7月に制定されて（翌年から施行），食品にも適用されることになった．また，食品規格基準の国際水準への調和を図るため，95年4月に従来の製造年月日表示から品質保持等の期限表示制度に転換した（実施は97年から）．PL法制定と日付表示制度の改正は食品製造業者の直接責任を強化させる結果となる[8]．

スーパーをはじめとする小売側は，消費者の安全への関心の高まりとPL法の制定に敏感に反応して，食品製造業者に安全・衛生管理を含めたより高度な品質管理要請をするようになっていく．販売した商品で中毒事故が起こってしまうと，たとえそれが製造業者側の責任であっても，小売業者は事件に巻き込まれて消費者の信頼を著しく損なう危険が大きいからである．

加えて食の外部化が進む傾向にあるため，今後さらに患者が増えると予想される．家庭での作業が原因になった食中毒の患者は非常に限られている．一方，飲食店，仕出し，旅館，製造業（事業所，製造所）での患者は多く，それは一旦起こると多くの人に被害が及ぶ．調理作業はますます家庭部門から離れるだろうが，その結果，安全・衛生管理のポイントが，フードシステ

ムの川上へと移動せざるを得ない．

フードシステムが「長く」なっていることがもたらす影響にも留意すべきであろう．加工や調理活動が多段階に高度に行われるようになって，加工や流通に介在する事業者が増えている．微生物学的危害の発生は，まず「汚染」，そしてその後の「増殖」が原因となる．フードチェーン内において，多数の異なった主体による関与や受渡しの機会が多くなると，汚染と増殖が起こる確率は格段に高くなってしまうのである．

小売構造がチェーンストア型へと変化したことも衛生管理を考える上で重要である．チェーン型小売店は統一した仕入れを行うので，それがますます大量生産，大量販売を助長することになる．その結果，わずかな危害の混入によって大規模な病害・被害を生み出してしまう危険が高まる．一層慎重な管理が求められる．

貿易制度における衛生基準の国際協調化の流れは，もう1つの重要な要因である．主要先進国であるアメリカとEUで衛生管理においてHACCP方式が法的に要請されることなった．1993年にFAO/WHOコーデックス委員会でHACCPガイドラインが制定された．EUは91年に水産加工，92年に畜産物，93年にすべての食品分野でのHACCP方式導入の指令を定めた．

衛生基準の国際協調は，ガットウルグアイラウンドにおけるSPS（Sanitary and Phytosanitary：衛生・植物検疫）協定の締結で一気に進んだといえる．SPS措置は同協定第5条で科学的根拠に基づいた適切な保護でなければならないことを定めたわけだが，安全・衛生に関する国際的比較が現実に行われていて，そのための実用的な基準が求められている．

組換えDNA食品の審査についても大きな転機があった．95年に「組換えDNA技術応用食品・食品添加物の安全性評価指針」および「組換えDNA技術応用食品・食品添加物の製造指針」が定められた．この指針に基づき食品衛生調査会の審議を経て，厚生大臣が個別に承認を与えてきた．それまでの安全審査は法的には任意審査であったので，未審査の食品が流通しても法的な罰則規定はなかった．

2001年4月からは，安全審査が食品衛生法の規格基準の中で法的に義務化されることとなり，「DNA技術応用食品・食品添加物の安全審査基準」によって審査が行われることになった．これは，遺伝子組換え食品が現実に増えると予想されること，JAS制度での表示が法的に義務化されたことに整合させるためであった．

(2) HACCP制度

95年改正によってHACCP制度が導入されて，96年に「総合衛生管理製造過程による製造の承認制度」(いわゆるマル総)が施行された．これによって，わが国にHACCPシステムを基礎とした食品の衛生管理方式が法的に確立することになった．食品衛生法制度の転換によって，自主衛生管理体制の整備・拡充が一層必要になったからである．

総合衛生管理製造過程の承認制度とは，HACCPシステムによる衛生管理が適切に実施されているかどうかを書類審査と現地調査をもとに総合的に審査して，厚生労働大臣が施設ごとに承認を与えるものである．承認基準は厚生省令で定められていて，現在，乳・乳製品，食肉製品，魚肉練製品，容器包装詰加圧加熱殺菌食品(レトルト食品等)，清涼飲料水の指定がされている．2003年11月30日現在の承認状況は548施設(863件)で，その内訳は，乳・乳製品が348施設(543件)，食肉製品が86施設(157件)，魚肉練製品が24施設(31件)，容器包装詰加圧加熱殺菌食品が39施設(47件)，清涼飲料水が51施設(85件)である．

なお同過程の対象とはならないが，HACCPまたはHACCP的思考に基づく手法を用いて衛生管理水準を向上させるための制度が，98年「食品の製造過程の管理の高度化に関する臨時措置法(HACCP手法支援法)」によって開始された．食品産業は中小企業が多く，適切な品質改善対策，安全向上対策を実施できない場合が多いので，補助金，税制優遇などの支援制度が準備された．中小企業等協同組合法に基づく事業協同組合等のうち農林水産省所管業種については，農林水産省が業界の窓口となって管轄している．食品ごとに製造過程の高度化に関する基準(高度化基準)づくりが進められてい

て，現在までに18分野で指定認定機関が指定されて，それぞれの高度化基準が定められている．2003年11月30日現在で166件の高度化認定を受けている．

4.2 JAS法改正

自主的な品質競争が一般化して，高級な食材や特殊な製法による食品が出回るようになってきた．JAS制度は，93年に特定JAS制度を創設して，このような特別な生産方法や製造方法についての基準を定め，プロセス規格の分野に進出することになった．現在，熟成ハム，熟成ソーセージ，熟成ベーコン，地鶏が認定されている．

99年には有機食品の規格・認証が特定JAS制度に取り入れられることになり，高規格食品の制度として拡充されることになった．有機農産物の認証に関しては，それまでステップ・バイ・ステップで制度の改善が試みられてきた．92年に「有機農産物等に係る青果物等特別表示ガイドライン」の制定，96年に有機農産物とそれ以外の特別栽培農産物の区分を明確化する「有機農産物及び特別栽培農産物に係わる表示ガイドライン」の改正があった．その後，97年には米・麦も対象となった．そして99年JAS法改正で「有機農産物」および「有機農産物加工食品」が，特定JAS規格に有機JASとして包括されることになったのである．有機農産物のガイドラインはなくなったが，特別栽培農産物のガイドラインは維持されている．

この99年のJAS法改正では，有機農産物・食品制度の導入だけでなく，根本的なJAS制度改革が行われた．これまでの特定品目的な規則体系から水平的規則体系へと脱皮することになったのである．

- 対象の拡大：すべての飲食料品を対象にする表示制度に拡充された．
- 規制緩和：事実上の政府認証制度から民間会社の格付・認証も可能になった．
- 原産地表示：生鮮農水産品については原産地を義務表示とする．
- 遺伝子組換え食品の表示：遺伝子組換え原料の含有が否定できないこと

を義務表示する．

品質表示基準制度は，すべての農産物をカバーすることになり，「生鮮食品品質表示基準」，「水産物品質表示基準」，「加工食品品質表示基準」，「玄米及び精米品質表示基準」，「遺伝子組み換えに関する表示の基準」によって具体的な基準が制定されていった．

4.3　食品安全基本法制定

以上のように，食品安全と食品品質に関する基本制度である食品衛生法とJAS法は，ともに90年代に大きな政策転換に取り組んでいたわけだが，BSE問題は，それらの取り組みに大きく欠けているものがあったことを明らかにした．そこでの反省をもとに，新しく制定された食品安全基本法では次のような枠組みを基本とすることになった．

第1に国民の生命および健康の保護を基本とすること，第2に「農場から食卓まで」の安全性の確保を目指すこと，第3にリスク分析を安全行政の基本にすることである．

リスク分析の意義は，①リスク評価とリスク管理を機能的かつ組織的に分離すること，②リスク・コミュニケーションを行うことの2点にある．同法によって食品安全委員会が設立されることになり，そこがリスク評価の中核となる．なお，これらに加えて緊急事態への備えを強化することも，新たな食品安全対策の重要な政策事項とされた．

食品安全基本法とあわせて食品衛生法が改正された．第1の狙いは基本法とのすり合わせである．法目的が「食品の安全を確保することにより，国民の健康の保護を図る」と規定された．自主管理の促進や農畜水産物の生産段階における規制との連携が，見直しのポイントである．

国際的に人畜共通疾病が懸念されている．人畜共通疾病は農産物由来の病害をもたらし，その安全管理は非常に難しい．農業環境問題における非点源汚染に似て，その危害原因の究明が困難だからである．食品製造は，それがたとえ数多くの企業で行われているといっても操業箇所数は限られているし，

生産活動は定まった工場内でのことだから,監視・管理は容易であった.しかし農畜産業,水産業の場合,少なくなってきたとはいえ生産者はけた違いに膨大で,生産活動の範囲は時間的にも空間的にも特定しにくい.

農産物由来の病害に対処するための実効あるシステムを築くには,まず「農場から食卓まで」アプローチに基づいたリスク分析体制を構築しなければならない.そのためにはトレーサビリティを始めとする農業側の備えも必要である[9].

5. おわりに

人々の生活も嗜好も大いに変わってきた.食品を提供する側の技術も進歩している.新しい時代の食の信頼を作り直すことが問われている.もしこの数年間に食品スキャンダルが全くなかったとしても,人々の食への考え方の変化に誘導されて信頼の築き方も変わっていたであろう.常に時代の動きを見つめて,より優れた規範を導入し続けなければならない.

信頼の再構築のために,安全制度の強化だけでなく,表示制度の見直し,トレーサビリティの導入などが必要となっている.結局,食品行政が正しく遂行されることがポイントなのである.

最後に,食の安全問題において「情報外部性」の影響が無視できないほど大きいということを指摘しておきたい.人々のリスクに対する判断は,安全度に関する客観的な情報よりも,世間の評判やうわさに引きずられることがしばしばである.うわさが人々のリスク意識を揺さぶり,それが人々の間に広まり増幅されて新たなうわさを生む.これを情報外部性という[10].

食の信頼の構築は,食品行政における喫緊の課題である.しかし,リスクに対する意識が社会的に動揺しているようでは,とうてい信頼が構築できているとはいえない.信頼の再構築に至るまでには,まず毒性物質の規制や病原微生物の管理を適切に行って食品事業の各現場で安全を向上させることと,同時にその内容を国民に対して明確に説明して人々の安心を回復させること

が求められる．そしてその安心感を社会的に安定させるためには，正しい科学的知見に基づいた情報を提供し続けなければならない．これがリスク・コミュニケーションの役割であろう．

社会全体のリスク認識は，安全政策の優先順位を決める重要な要素であるから，この情報外部性がもつ反作用を深刻に考えて，そして適切に対処すべきであろう．食の信頼が失墜して人々の心が動揺していると，必ずしも高いリスクではないのにそちらに目が向いてしまい，すぐにも対処が必要なリスクを放置しかねないからである．

補論 I　違反の経済学

低品質品を財 X，高品質品を財 Y とする．低品質品を高品質品と偽って販売することで不当な利益を得る行為について，以下で経済的な検討を行う．

(1) 消費者評価と行動

以下の考察のために次のように定義する．なおすべて 1 単位だけ財を消費する事例を想定している．

財 X を消費したときに得られる効用の金額評価額を $U(X)$，財 Y の場合は $U(Y)$ とする．

財 X を購入するときに支払わなければならない価格を $P(X)$，財 Y の場合は $P(Y)$ とする．

財の品質を考慮して以下の不等式が成り立つと仮定する．

$$U(X) < U(Y) \tag{A.1}$$

$$P(X) < P(Y) \tag{A.2}$$

$$U(X) - P(X) < U(Y) - P(Y) \tag{A.3}$$

仮定(A.3)の左辺は財 X を消費した時の消費者余剰を意味し，左辺は財 Y を消費した時の消費者余剰を意味する．財 Y の消費者余剰の方が大きいという条件は，高品質の財を進んで購入するための条件である．

もしも食品事業者が財 X を財 Y として偽装販売していた時，消費者が

それに気づいた場合の消費者余剰は $U(X)-P(Y)$ となる.

この値が正か負かはとりあえずここでは問わない. 偽装による消費者の損失, もしくは補償すべき金額は次の通りに導かれる.

補償① $U(Y)-U(X) = U(Y)-P(Y)-[U(X)-P(Y)]$
補償② $P(Y)-P(X) = U(X)-P(X)-[U(X)-P(Y)]$

①の補償は Y を購入していることを前提に評価したものであり, ②の補償は X を購入していることを前提に評価したものである. 仮定(A.3)より, ①での基準の方が損失は大きく評価される. 違反者が被害を軽視しがちなのは, このように基準②を前提にしているからであろう.

(2) 違反事業者の判断と行動

財 X を生産販売する事業者の利益は $R(X)-C(X)$ である.

R は純売上額, C は生産の平均費用を意味する. なお R は次のように定義される.

$$R(X) = [1-L(X)]P(X)$$

ここで L は売れ残り率, P は販売価格である.

さて, 次の2つの仮定をおく. まず, より高品質の財を生産するにはコストが余分にかかるという仮定である.

$$C(X) < C(Y) \qquad (A.4)$$

ところが高品質財が生産販売されるためには, 以下の条件が成立して, それが社会的に認知されなければならない. これが第2の仮定である.

$$R(X)-C(X) < R(Y)-C(Y) \qquad (A.5)$$

もしこの式が成立していないと, どの企業も高品質財よりも低品質財を生産した方が利益を獲得できることになる. したがって, Y が生産・販売されることはないはずだから, Y として販売される財は偽装したものだと消費者に判断されてしまい, 決して購入されなくなる.

偽装した場合の利得は $R(Y)-C(X)$ である. なお, 仮定(A.2)と(A.3)から, 高品質財を低品質財に偽装して販売することはない.

偽装を行うのは, 次の2つの条件が成立した場合である.

条件①：$R(Y) - C(Y) < R(Y) - C(X)$

条件②：$R(X) - C(X) < R(Y) - C(X)$

　条件①は，高品質財を正直に生産・販売するよりも偽装販売した方が利益は高いことを意味する．一方，条件②は，低品質財を正直に生産・販売するよりも偽装販売した方が利益は高いことを意味する．式を整理すると条件①は条件③，条件②は条件④となる．

条件③：$C(X) < C(Y)$

条件④：$R(X) < R(Y)$

仮定(A.4)は条件③と一致する．したがって仮定(A.4)であることが，高品質財を正直に生産・販売せずに低品質財を偽装販売しようと思わせる背景になっているのである．

　ところで，条件①が成立した状態で条件②が不成立だった場合，次式が導かれる．

$$R(Y) - C(Y) < R(X) - C(X)$$

しかしこの式は，高品質財が社会的に販売されるための仮定(A.5)に反する．したがって条件①または条件③も成立していなければならない．この場合，低品質財を正直に生産・販売することなく，できれば偽装販売しようと思うことになる．

　ところで条件③「高品質財の製造はコストがかかる」や条件④「高品質財ならば売り上げが向上する」は，ごく普通に成立していると想定される販売条件や生産条件である．したがって，通常の取引には，偽装販売を引き起こす虞が常に潜んでいることになる．

　ところで仮定(A.5)を整理すると次の式が得られる．

$$R(Y) - R(X) > C(Y) - C(Y)$$

つまり高品質財と低品質財との純売上額の格差は，平均費用の格差を越えていなければならない．

　低品質財 X の販売から高品質財 Y の販売に変えると販売価格は $P(X)$ から $P(Y)$ へ上昇する．一方，高くなった分だけ売れ残る可能性が $L(X)$

から $L(Y)$ へ上昇する．総合的な純売上額の変化は，高く売れる利益と売れ残るリスクとの兼ね合いで決まる．純売上額の変化は次のように整理できる．

$$R(Y)-R(X)$$
$$=P(Y)-P(X)-L(Y)[P(Y)-P(X)]-[L(Y)-L(X)]P(X)$$
$$=\left[1-L(Y)-\frac{[L(Y)-L(X)]P(X)}{P(Y)-P(X)}\right][P(Y)-P(X)]$$
$$=\left\{1-L(Y)\left[1+\frac{L(Y)-L(X)}{L(Y)}\frac{P(X)}{P(Y)-P(X)}\right]\right\}[P(Y)-P(X)]$$
$$=\left\{1-L(Y)\left[1+\frac{\Delta L}{L}\frac{P}{\Delta P}\right]\right\}[P(Y)-P(X)]$$
$$=[1-L(Y)(1+t)][P(Y)-P(X)]$$

t は品質向上によって価格が上がった時の売れ残り率の弾力性である．$L(Y)$ は常識的にいってせいぜい 0.1 程度であるだろうし，t もそれほど大きな値になるとは思えないので，この式から容易に，$R(Y)-R(X)>0$ となることが確認できる．

この純売上額の要因分解をしよう．

$$R(Y)-R(X)=[1-L(Y)]P(Y)-[1-L(X)]P(X)$$
$$=P(X)-P(X)-L(Y)P(Y)+L(X)P(X)$$
$$=P(Y)-P(X)-\lceil L(Y)P(Y)-L(Y)P(X)$$
$$\quad+L(Y)P(X)-L(X)P(X)]$$
$$=P(Y)-P(X)-\{L(Y)[P(Y)-P(X)]$$
$$\quad+[L(Y)-L(X)]P(X)\}$$
$$=[1-L(Y)][P(Y)-P(X)]$$
$$\quad-[L(Y)-L(X)]P(X)$$

式最終部分の第1項は高く売れることによる利益である．これは $P(Y)-P(X)$ の大きさに左右される．$P(Y)$ を引き上げるか，$P(X)$ を引き下げるかで利益を向上させようとするだろう．なお，消費者が自発的に財を購入してくれなければならないから，$P(Y)$ の引き上げ限度額は $U(Y)$，

$P(X)$ の引き下げ限度額は $U(X)$ となる．

第2項は売れ残るリスクによる不利益である．これは $P(X)$ が小さいとロスダメージが小さくて済む．

このように品質のより高い商品を社会に提供しようとすると，それを逆手にとった偽装の起こる可能性がある．そのために違反行為をしたらペナルティ D が課せされるようにしなければならない．違反を抑止するための条件は次の通りである．

条件⑤：$R(Y) - C(X) - D < R(Y) - C(Y)$

条件⑥：$R(Y) - C(X) - D < R(X) - C(X)$

条件⑤が成立するならば，高品質財 Y を正直に生産・販売するインセンティブを与えられる．ところが，あわせて条件⑥が成立していないと，低品質財 X を Y として偽装販売する違反を完全に絶つことはできない．正直に Y を生産・販売する方が1個当たりの利益は大きいが，場合によっては大量に販売して逃げるということもありえなくはない．したがって，両条件が成立していることが望ましいのである．これらの条件を整理すると次のようになる．

条件⑦：$D > C(Y) - C(X)$

条件⑧：$D > R(Y) - R(X)$

条件⑥（条件⑧）が成立していれば，仮定(A.5)から条件⑤（条件⑦）は常に成立することになる．

ところで違反していても発覚しない可能性がある．したがって違反事業者は D を丸ごとペナルティとして意識することはない．その場合の予想ペナルティは次の通りである．

$D = mF$

m は摘発される確率，F は罰金である．ペナルティが有効に作用するには，まず F を十分大きな額にすることである．もちろん監視努力によって m を高めることも考えられる．トレーサビリティはそのための支援手段となるだろう．また特殊な商品であれば注目度が高いので，m は大きくなる

であろう．

補論 II　安全権の確立とパブリック・ドメイン問題

(1) パブリック・ドメイン問題

　自給経済下で食品の安全性の確保は，消費する者の自己責任の領域にあった．消費する者と生産する者とが分離して，さらに加工や流通など工程が分業化されるようになり，安全性の確保は経済問題になった．これはまさにプリンシパル・エージェント問題で取り扱われるべき課題である．

　近代になるまで両者の間で安全性に関わるコストの押し付け合いが続いていて，その安全性遵守の義務と安全性確保の権利はパブリック・ドメイン (public domain) に放置されていた．消費者は食品危害のコストを避けたいし，一方で製造業者はコストアップにつながる安全性の改善は無視したいのである．パブリック・ドメインに漂っていた安全権は徐々に領域が明確に定義されていき，消費者の掌中に収められることになった[11]．

(2) 危害 I と自己選択

　消費者は，購入前に安全性を確実に確認できるならば，自らの判断で危険を回避できる．たとえば完全に腐っていれば，購入前の観察で察知することができる．事前に危険度を確認できる危害要因を「危害 I」と分類しよう．これは探索財的特性をもつ危害である．「危害 I」の危険性のある食品は売れなくなるので，製造業者は自然と安全性を高めていくだろう．

　しかし腐敗が進行しつつある途中段階では，判断できないことも多い．また消費者も健康状態によっては，同じ危害因子であっても，危険を引き起こすことも引き起こさないこともありうる．ほとんどの安全性要件を消費者は事前に把握できないと考えた方がよい．この場合，安全権はパブリック・ドメインに止まっていることになる．

(3) 危害 II と規制の必要性

　消費者が事前に危険度を把握できない危害要因を「危害 II」と分類しよ

う．これは経験財的特性をもつ危害である．摂取した後に気分が悪くなって危険であったことがようやく分かっても何の意味もない．事前に把握のできない危険については，消費者側の判断でそれを避けることは不可能である．したがって，危害要因が食品に混入しないことを製造業者に遵守させる規制が求められる．食品の危害要因には，大きく分けて物理的，化学的，生物的の3つの要因があるわけだが，ほとんどの場合すべての人に被害をもたらすから，水平的な規制制度を設けておくことが必要である．

　危害要因の混入を完全になくすことは不可能であるし，そこまで徹底しなくてもよい場合もある．危害要因の排除の程度によって規制手法は異なってくる[12]．

　最も緩やかな手法は企業の競争に委ねることである．食品は日常的に繰り返して購入されるから，評判が競争条件に重要な意味をもってくる．食品市場における評判としては，安全性は最も重要な要素である．消費者の評判を作り上げるためには，長期の繰り返しゲームの中で，企業は自然と高い安全性を維持すると期待される．しかし低価格低品質で売り逃げするような悪質な企業が参入するおそれもあるから，限られた分野にしか適用できない．

　広く採用されているのが，製法規格に従わせる管理型規制である．危害の発生を予防するため，製造工程や製造環境を指示する製法を特定することが多いが，第3章でも述べたがその経済非効率が批判されている．

　それぞれの危害要因について，科学的に検証された許容基準が定められつつある．急性毒性についての基準は，早くから確認されている．基準が明確になっていて，結果の検査が低いコストで可能ならば，目標規格（target standard）と呼ばれる規制手段も適用できる．

　一方，慢性毒性の許容水準については議論が続けられている．閾値のある慢性毒性については最大無作用量（NOEL）や1日許容摂取量（ADI）が求められている．一方，閾値のない慢性毒性については，微量でも毒性がゼロになることがないから100万分の1の許容できるリスクレベルにまで下げるため，実質安全量（VSD）が求められている．

(4) 安全権の確立

　安全性を向上させるには規制だけでは不十分である．事故が起こってからの責任追及が法的に定められていなければ，もちろん規制の効力はない．例えば，絶対的な食料不足状態に陥った非常時には，ほとんどの製造業者がその安全性の向上に関心を示さなくなる．少々危険だと予想されたとしても，文句をいわず購入する顧客が現れるからである．

　消費者が安全な食品を確保する法的権利は「民法」によって守られてきたが，その権利は「食品衛生法」の制定によってより詳細に定義され強化された．この結果，もし危険性が事前に判明したり，食品事故を起こしたりすると直ちに食品製造や販売を法的に禁止できるようになったのである．

　この時点で安全権のかなりの部分は，パブリック・ドメインから消費者の掌中に移ったといえるだろう．事前の法的措置を取れるようになり，民法を基にした裁判に比べて紛争処理が容易になった．しかし権利確定のために依然として取引費用がかかるから，まだ消費者にとってそれは不完全な権利なのである[13]．

　ところで安全度や危険度を正しく評価して，消費者にその情報を提供する表示制度があれば，「危害II」は「危害I」に変わりうる．例えば，総合衛生管理製造過程に基づくHACCPマークはその役割を果たしている．

　もちろん危険食品表示制度は存在しない．危険食品の流通が規制されているということもあるが，そもそも危険だと烙印を押された食品が購入されることはありえないからである．唯一アレルギー物質のような特定の人にだけ被害をもたらす危害物質の混入については，危害情報のマークが有効な手段として利用されうる．この場合，危害要因は取り除かれていなくても，食品に含まれていることが表示されているだけで，関係する消費者が自主的かつ確実に選択できるので，一定の安全性を確保することができるのである．

(5) 製造物責任と取引費用

　95年に制定された製造物責任法は，消費者をさらに保護するための法律である[14]．

製造物責任とは，安全性に欠けた製品を製造したメーカーに対する賠償責任である．ところで，消費者は製品を購入するにあたって，製造業者でなく小売業者と契約関係を結んでいる．したがって製品に欠陥があった場合，損害賠償は契約責任（債務不履行責任，瑕疵担保責任）に基づいて行うことができず，製造物責任制度の導入前は，わが国では民法（709条）による不当行為責任によって追求することになっていた．この不当行為の場合の帰責根拠となるのは故意または過失である．ところが過失を認定するには，結果の発生が予見可能であり，損害を回避できたにもかかわらず，製造者がそれを防止すべき措置をとらなかったことが要件とされ，そのことを証明しなければ過失責任を問えないことになっている．これは消費者にとって負担が極めて大きいのである．

そこで無過失責任を問える製造物責任制度が求められるようになった．つまりたとえ過失がなかったとしても，欠陥の原因をつくった場合は責任を問われるということである．なぜ無過失でも責任を問われてしまうのか，その理由として3つの責任が指摘されている．すなわち製造者は，欠陥の発生をコントロールしやすい立場にあること（危険責任），製造物の製造・販売から利益を得ていること（製造責任），一般に製造物の品質について積極的にPRしていること（信頼責任）である．

製造物責任制度の下では，被害を受けた消費者が賠償請求する際に過失の証明は不要となった．要件事実として，流通開始時における製品の欠陥の存在，損害発生の事実，欠陥と損害との因果関係を証明すればよい．

製造物責任法第2条によれば，「欠陥とは当該製造物の特性，その通常予見される使用形態，その製造業者等が当該製造物を引き渡した時期その他の当該製造物に係る事情を考慮して，当該製造物が通常有する安全性を欠いていることをいう」．

欠陥は3つに類型されている．第1に製造上の欠陥である．製造過程での粗悪な材料の混入，組み立てにおける誤りなどで設計・仕様通りにつくられず安全性を欠いてしまう場合である．第2に設計上の欠陥である．設計段階

で安全性に配慮しなかったために安全性に欠ける場合である．第3に指示・警告上の欠陥である．事故を消費者側で防止・回避するための適切な情報を与えなかった場合である．

製造物責任制度によって消費者が過失証明のためのコスト負担をしなくて済むことになったという意味で，より手厚い安全権を消費者に与えたことになる．ただしこの段階に至っても安全権は完全に消費者のものになったとはいえない．

なぜならば第1に，過失責任から欠陥責任へ変更されたことによって，確かに被害者である消費者の立証負担は軽くなったが，それでも製造工程における情報は製造者側に偏在しているから，いまだに個々の消費者にとってはひどく困難だからである．そのため以前から，推定規定[15]を設けたり，立証責任の一部を製造者側に分担させたりするべきだという主張もあるのだが，わが国では立証責任の原則は変更されなかった．ただし実際の裁判事例では経験則や事実上の推定等が活用されているので，被害者の立証負担の軽減が図られているという．なお米国や英国では事実の証明に関して「証拠の優越」の原則がとられているので消費者の証明責任の負担は軽いといわれている．

第2に，欠陥の認定は，判例によってその判断基準は異なっているからである．特に設計上の欠陥と指示・警告上の欠陥が問題となる．製造上の欠陥は安全を脅かす問題があったかどうかの事実の認定が鍵となるが，設計上の欠陥や指示・警告上の欠陥は製造者の安全面への選択が適当であったかという規範的な評価が鍵となるといわれている．

とはいえ，このような製造物責任制度のもとで，企業の姿勢はより慎重になることが期待され，どの企業も製造物責任に対処するための予防対策をとるだろう．その対策とは，欠陥製品を製造しないための，設計の吟味，品質管理の徹底，社員教育，組織の整備，製品表示の改善などである．防御対策とは，欠陥に基づく被害が発生した場合の，苦情処理システム，回収システムの整備，製品サンプル保存，賠償履行確保措置の用意などである．

製造過程における有力な予防対策の1つが，HACCPシステムの導入である．コストはかかるけれども，製造上の欠陥の起こる確率を効果的に大きく引き下げることが期待されている．もし重い製造物責任が食品企業へ問われることがなければ，HACCPを採用するインセンティブは低かったかもしれない[16]．

ところで，製造物責任への対策コストは製品価格に跳ね返って消費者へ転嫁されるかもしれないのだが，そのことは必ずしも悪いことではない．食品リスクは，被害によって後遺症が残ったり死に至ったりする不可逆的なコストを強いることもある．より高度な衛生管理がなされて事前の対策が万全となれば，特定の消費者が被害を受ける確率を引き下げることが可能となり，悲惨な事故を回避できるようになる．食品リスクのコスト構成をより事前対策へとシフトさせて，そのコストを多数の消費者で負担することは，社会的な公平性の観点からすれば望ましいであろう．またそのコストに対して一部財政的な補助をするならば，より薄く広く納税者全体で負担してもらうことも可能となる．

(6) 危害IIIと予防原則

危険度が事前に不明なだけでなく，事後でも不明な場合もある．このような危害を「危害III」と分類しよう．これは信用財的特性をもつ危害である．例えば食品への放射線照射，発ガン性が疑われる物質，そして遺伝子組換え食品などは，長期的な健康への影響が懸念されている．これらは，現段階の実験結果や科学知識で判断のつかない問題である．

このような因子を含む食品の「摂取しない権利」を消費者が持っているのかどうか，そしてそのために必要となる分別のコストや表示のコストなどの取引費用を誰が支払うべきなのかについて，必ずしも社会的な合意が得られていない．

従来の食品と実質的に同等だとされる遺伝子組換え食品であるならば，同じ価格に設定すべきだとする意見もあるだろう．その場合には，供給側がコストを負担すべきだということになる．しかし最近の取引例が示すように，

遺伝子組換えでない大豆の価格がより高いという動きからすると，最終的に消費者がコストを負担せざるを得なくなるかもしれない．

予防原則は，危害の内容や程度が今のところはっきりしない因子を避ける権利を，消費者が有していることを明確にするための制度的枠組みとなりうる可能性がある．もちろん現在の食品衛生法でも，危険がないことを証明できない新開発食品は販売できないと定められているが，新規食品に関しては実質的同等性のチェックをして危険があることを証明できなければ販売されることになっている[17]．

この段階に達するならば，消費者の安全権はさらに高度に確立されたことになるのだが，日本では予防原則についてまだ本格的に議論されていないのである．

注
1) 第2章で指摘した消費者の権利のうち，「①安全であることの権利」が安全権，「②知らされる権利」と「③選択できる権利」が選択権に相当する．
2) 荏開津・時子山 [1990] は，現代の食嗜好の特徴として高級，簡便，多様，健康志向を指摘している．
3) このことについては，本書第2章を参照のこと．
4) この点については，Slovic [1987] の議論が参考になる．
5) OECD [1987] を参照．
6) この認識に違和感を覚えたり，またこの表現を選択権の強化が行き過ぎたというニュアンスだと考えたりする向きもあるかもしれないが，しかしこれはあくまで相対的な判断であり，また特定の価値判断は含んでいない．強化されてきたことを否定しているわけではなく，筆者も強い選択権は望ましいと考えていることは強調しておきたい．
7) 森下 [1997] pp. 8-9 を参照のこと．
8) 食品のPL法については，食品製造業者のためのPL法研究会 [1995] を参照のこと．
9) 農林水産省は「食と農の再生プラン」を公表して，①農林水産省組織の再編，②トレーサビリティシステムの導入，③食育とリスク・コミュニケーション（食の安全運動国民会議）の推進，④食品表示の信頼回復，⑤「ブランド・ニッポン」食品の提供を進めることとして，その後，『食の安全・安心のための政策大綱』（中間とりまとめ）も公表して具体的な改革へと進んでいる．

10) 情報外部性については，Sustein [2002] 第2章の議論を参照のこと．
11) 財のプロパティ・ライトが明確に定義されていないと，財から得られる利益の配分が事前に関係者間で明確にならない．財の利益を得る権利がすなわちプロパティ・ライトであり，このような場合にプロパティ・ライトはパブリック・ドメインにあるという．Barzel [1997] を参照のこと．
12) 以下の議論について，Antle [1995] 第4章や Henson and Caswell [1999] を参照のこと．
13) 裁判による紛争処理とプロパティ・ライトによる法的保護の問題に関する古典的な文献としては，Calabresi and Melamed [1972] を参照のこと．
14) ここでの議論は，第13次国民生活審議会消費政策部会報告，通商産業省産業政策局消費経済課 [1994]，および食品製造業者のための PL 法研究会 [1995] を参考にしている．
15) ①欠陥の推定：適正に使用していても損害が発生していて，適正な使用をしていれば通常は損害が発生しないことを証明できれば，製造物に欠陥があったと推定する．②因果関係の推定：欠陥によって生じる損害と同一の損害が発生し証明した場合は損害が欠陥によって生じたと推定する．食品製造業者のための PL 法研究会 [1995] pp. 45-47 参照．
16) この問題の理論的考察には，Shavell [1980] の議論が参考になる．
17) 予防原則に関する議論ついては，O'Riordan and Cameron [1994] および European Commission [2000] を参照のこと．

第7章　BSE 対策の成果と安全行政への課題

1. はじめに

　世界の BSE 発生頭数は，国際獣疫事務局 OIE 報告によれば，2002 年末までで約 18 万 2,000 頭であった．言うまでもなくイギリスが桁違いに多く，累積発症数は 18 万 2,754 頭である．86 年 11 月に確認されて以来，発症数が爆発的に増加して，ピークの 92 年の 1 年間には 3 万 6,682 頭になった．それ以降年々減少しているが，それでも 2000 年には 1,355 頭，2001 年には 1,113 頭，2002 年には 1,044 頭確認されている．イギリス以外の国での BSE 累積発症数は 3,762 頭で，そのうち 3 桁を超えているのは，アイルランド 1,144 頭，フランス 738 頭，ポルトガル 714 頭，スイス 426 頭，ドイツ 244 頭，スペイン 211 頭，ベルギー 103 頭である．

　2001 年に BSE にかかった牛がわが国でも発見されて，肉牛・牛肉産業はヨーロッパと同様な BSE 危機に見舞われた．畜産政策，食品安全政策における BSE 対策は，喫緊の課題である．EU の経験は，わが国に多くの教訓をもたらすであろう．もちろん彼地でも，一朝一夕に完全な対策が行われたわけではない．

　現在 EU では，消費者の信頼を回復すべく，行政の努力が続けられている．イギリスでも欧州全体でも，様々な問題が起こるごとに対策を次々に打ち出したけれども，どれも後手後手になり，その結果，消費者の安全を第 1 にしなかったと批判されて，畜産業と行政の信頼は地に落ちてしまっていたこと

が問題になっている．

その反省からBSEが発生したプロセス，対策そして現状について，できる限りの情報開示が行われるようになった．

以下では，BSE発生状況，その影響としての消費の動向，イギリスとフランスの対策を順に述べることで，BSEをめぐる安全対策の現状を明らかにする．

2. 牛肉のフードシステム

牛肉の円滑な供給は，肉牛を飼育する農家，肉牛をと畜・解体・加工する食肉加工メーカー，牛肉を運搬・保管・販売する流通業者が有機的に結びついて初めて実現する．肉牛を生産するシステムで川上に位置しているのは，子牛を生産する繁殖農家，その子牛を購入して育てる肥育農家，そして牛乳を生産する酪農家である．

イギリス・フランスの事例を説明する前に，一般的な牛肉の流通システムを確認しよう．以下ではこれを牛肉のフードシステムとして説明することにする[1]．

図7-1は，国産牛肉のフードシステムの概念図である．日本では，実質的に和牛とホルスタイン乳牛の2種だけが飼育されている．フランスでは，数十種の肉牛や乳牛が飼育されているという違いはあるけれども，それ以外の肉牛と牛肉の生産，流通のフレームワークはほぼ同じだと考えてよい．

和牛肥育の場合には，和牛繁殖農家から子牛を購入する．乳用種のオス子牛を肥育する場合は，酪農家から購入する．和牛，乳牛，オス，メスなどの違いによって，出荷するまでの月・年齢や体重に違いがある．和牛の場合，出生後10カ月程度繁殖農家で育成された後，肥育農家に販売される．そこで19カ月ほど肥育されて，650kg程度に仕上げて出荷される．乳オスの場合，約7カ月育成した後，肥育農家で13カ月ほど肥育されて，680kg程度に仕上げて出荷されるのである．BSE検査で問題になる24カ月や30カ月

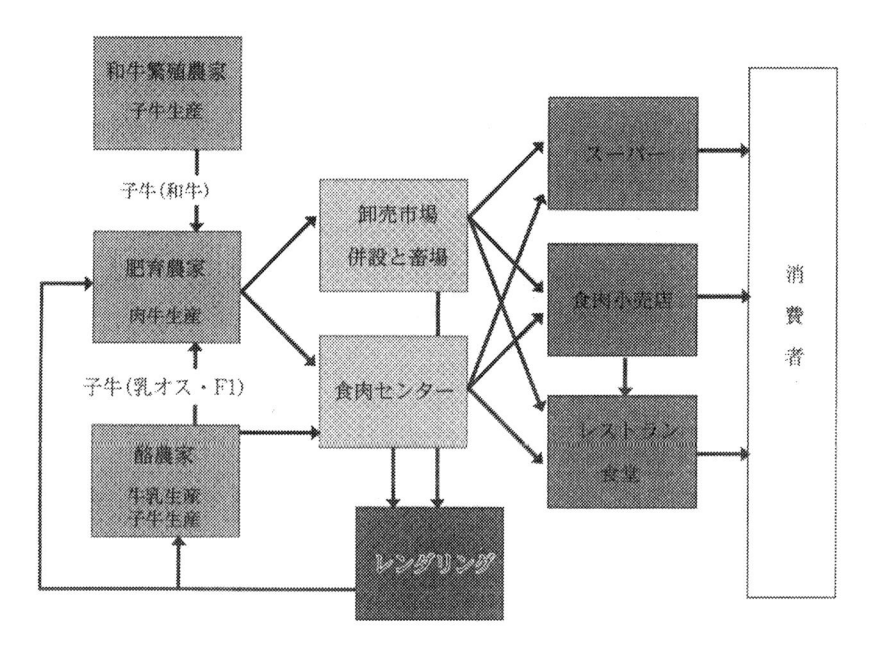

第7章　BSE対策の成果と安全行政への課題　　　　　　　　　　141

図7-1　国産牛のフードシステム

という基準は，微妙な月齢なのである．

　川上部門でやや特異なルートを形成しているのは，酪農家から直接出荷される乳廃用牛である．統計では7歳（4〜5産）ぐらいまで搾乳してから肉用に出荷されるというのだが，最近ではもっと短い期間で更新出荷する傾向にある．ヨーロッパでは，この乳廃用牛で多くのBSE感染牛が見つかっている[2]．

　出荷された牛はもとが肉用牛であろうが乳用牛であろうが，すべて認可されたと畜場でと畜・解体される．と畜場には，卸売市場の併設と畜場とそれ以外のと畜場とがあり，後者のうち大規模なものは，食肉加工工場もあわせて運営しているので，食肉センターと呼ばれることが多い．なお欧米では卸売市場ルートは存在しない．

　と畜・加工工程より川下部分は，卸売，小売，外食産業の部門になるが，

この領域での牛肉の動きは非常に複雑である．と畜・解体されて枝肉になった後，加工場でロース，ヒレ，肩，モモなど部分肉に加工されてバラバラに流通していくからである．また卸売業者間での仲間取引も，流通を複雑にする要因となっている．輸入牛肉は別のフードシステムを形成するが，とりあえずこの図は国産牛肉だけに対象を絞った．

　牛肉のフードシステムの特徴は，すべての牛肉が必ずと畜場を通過するということである．和牛も乳牛も牛はすべてと畜場でと畜・解体されるように法律によって定められていて，これはどこの国でも同じルールである．このボトルネック部分で全頭検査をしていれば，牛肉の安全は確保できるのである．一方，精肉段階でBSE検査をすることはできない．もしこのようなボトルネック構造が存在しなかったならば，BSE対策の最大のポイントとされる全頭検査の実効性は極めて低く，安全は確保できなかったであろう．

3. イギリスのBSE対策[3]

3.1 混乱したイギリスの初期BSE対策

　イギリスでは86年11月にBSEが確認されて以来，頭数は年々拡大していった．87年12月にはじめて疫学的な検討が公表されて，反芻動物から製造された肉骨粉がBSEの原因であるという仮説が示された．それを受けて88年7月18日には反芻動物を用いた肉骨粉の販売，供給，使用を禁止する法的措置がとられた．しかしその後も発症数は増えつづけて，さらに対策が追加されることになる．89年11月には異常プリオンを多く含む特定牛内臓物（SBO）を食用に利用することを禁止，90年9月には動物飼料へ利用することを禁止した．その後，食用や飼料用に禁止されるSBOの範囲は徐々に拡大されていく．

　90年の規制強化は，いわゆる狂猫マックス事件（マックスは猫の名前）がきっかけである．それまで，牛の異常プリオンは反芻動物以外には伝達しないと説明されていたのだが，この年に猫でも同様の海綿状脳症が発見された．

それまでの説明の信頼性が大きく揺らぎ，各地の学校給食でイギリス産の牛肉が利用禁止となった．

BSE が拡大した理由の1つに地方政府の家畜衛生対策の不充分さが指摘されている．95年に農業省の機関として新しく食肉衛生局（MHS: Meat Hygiene Service）が発足するが，それによってそれまで地方政府が管轄していたと畜場，レンダリング工場，食肉加工場，小売活動などの規制をすべて国が引き受けることになった．地方ごとの対応の違いやその管理水準のばらつきが，問題だとされたからである．なお現在では MHS は，新しいリスク評価機関，食品基準庁（FSA: Food Standards Agency）の1部局になっている．

政府の諮問を受け，BSE を調査していた海綿状脳症諮問委員会（SEAC）は，96年3月20日に，「関係を示す直接的な証拠はないが，他に確実な解釈がない状況の下，変異型クロイツフェルト・ヤコブ病（vCJD）は 89 年に特定の内臓の食用禁止される前の BSE への暴露と関係があるということが最も可能性のある解釈である」と報告した．この日を境にして，BSE は単に家畜衛生の問題にとどまらず，深刻な公衆衛生の問題になったのである．現在までに vCJD 患者は 143 名，うち 137 名が死亡している．

3月20日に SEAC によって，発症の危険性の高い 30 カ月齢以上の牛の枝肉については，特別なライセンスを得た工場において監視のもと脱骨やトリミングが必要だという勧告が行われる．しかし現実にはそのような処理能力を確保できなかった．そこで，30 カ月齢以上の牛が食用に回ることを防ぐため，4月3日にはすべて殺処分する 30 カ月齢対策（OTMS: Over Thirty Month Scheme）の実施を決断した．この 30 カ月齢対策への EU からの財政支援は，4月19日には決定されている．

なお，30 カ月齢という基準が選ばれた理由には4点ある．第1に，異常プリオンの増殖が始まると考えられている5年の懐妊期間の半分であること，第2に臨床上の知見では発病の最短期間が 35 カ月であったこと，第3にマウスへの注入実験でも中枢神経系で感染が発見されたのが 32 カ月だったこ

と，第4に牛の第2門歯が生えてくるのが平均27カ月で，出生記録がない牛でもこの歯を調べれば30カ月齢以上であることがほぼ間違いなく確かめられることである．

3.2 フィレンツェ合意

欧州委員会は，96年3月27日にBSEの公衆衛生上の危険性を理由として，イギリスからの生体牛，精液，受精卵，牛肉，牛肉等を材料とする加工食品，薬品・化粧品用の材料，肉骨粉の輸入を禁止する措置をとった[4]．イギリスから，この措置が厳しすぎるのではないかと異議申立てが行われて欧州裁判所で審議されたが，「予防原則」に基づいた妥当な判断であったという判決が後に下されている．

イギリスは，すぐにこの禁輸措置の解除を模索し始めている．輸出可能な農産産物の1つであった牛肉がこのまま禁輸され続けることは，イギリス農業にとって致命的だからである．96年6月21日にイタリアで開かれた閣僚理事会で「フィレンツェ合意」が決定されて，禁輸措置解除を行うための枠組みが取り決められた．イギリスのシステマティックな根絶対策は，ここから開始する．フィレンツェ合意では5つの条件が定められた．

①危険な家畜の選別処分の実施
②家畜識別・追跡システムの改良
③肉骨粉を飼料工場や農場から除去するための法制化
④30カ月齢対策の効果的な履行
⑤枝肉から特定危険部位を確実かつ効果的に除去

(1) 選別処分

BSEに感染している危険性が高い牛を廃棄処分にする制度が選別処分(selective cull)である．具体的には，89年7月から93年6月までに生まれたBSE感染牛と同じ「コーホート」中にいた牛をターゲットにする．この場合のコーホートとは，96年12月31日までに報告されたBSE症例牛と一緒に6カ月未満まで飼育されていた牛群をいう．同じ年に生まれた牛が自動

第7章 BSE対策の成果と安全行政への課題

的に処分されるわけではなく，給餌歴を確認した上で処分対象が決定される．そのような方策がとられたのは，これまで生後6カ月までに与えられた餌でBSEに感染した可能性が高かったという疫学的な研究結果に基づいている．

この処分計画では，89年7月1日から90年10月14日までに生まれた牛については，農家が自発的に提供したものについて殺処分することとし，90年10月14日以降の牛については強制的に殺処分されることになっている．このような差があるのは，90年10月以前には出生記録を残させておく法的な取り決めがなかったからである．

殺処分への補償金であるが，メス牛は更新価値の90%まで，オス牛は市場価値の全額が支払われる．これ以外に垂直感染を防ぐことを意図した系統処分（offspring cull）と呼ばれる制度も用意されている．

(2) パスポート制度

96年7月1日に牛パスポート（個体識別・登録）制度への参加が義務化されることになる．これは牛パスポートシステム（CPS）として発足し，98年9月28日には牛追跡システム（CTS）に継承される．パスポートをもっていない牛は，と畜場で受け付けてもらえなくなった．単にトレーサビリティを確保するだけでなく，と畜条件とパスポートを結びつけることで，適正な飼育条件を確保するインセンティブを与えることができる．

2000年9月には，パスポートが義務化された96年7月1日以前に生まれたり輸入されたりした牛も登録できるシステムへ拡張するため，「キャトル・カウント2000」事業が始まった．

なおCTSは，英国肉牛移動局（BCMS: British Cattle Movement Service）が管理していたが，2003年4月にBCMSを吸収合併した農村支払庁（Rural Payment Agency）へ移管されることになった．

1998年9月から2003年11月までにイギリス（除・北アイルランド）で発給されたパスポートの数は1,490万4,373頭，総移動（取引）回数4,741万5,436回であった．

(3) 飼料利用禁止

肉骨粉の飼料利用禁止措置は，BSE根絶のための切り札である．以下，禁止措置の経緯をまとめてみる．

まず88年には，反芻動物のたんぱく質を反芻動物の飼料に利用することを禁止した．また94年7月にはEUが哺乳類のたんぱく質を反芻動物への飼料に利用することを全加盟国で禁止した．

96年3月にイギリスでは，哺乳類の肉と肉骨粉をあらゆる家畜への飼料へ利用することを禁止することになった．また同年8月1日には肉骨粉の所有を禁止，また在庫として残っていたものもすべて回収，廃棄している．ここで初めて肉骨粉を完全にフィードチェーンから隔離することが可能になったのである．96年2月から国家獣医局が，飼料サンプリング事業で飼料成分のテストを実施している．手法はエライザ法で，1年間に2万サンプルを対象にしているという．

(4) 30カ月齢対策

すでに触れたように，30カ月齢以上の牛を食用にしないための制度である．ただしこの対策は農家の自家用消費，海外の30カ月齢以上の牛を原料とする輸入加工食品には適用されない．それ以外にも例外措置が2つがある．

1つは，42カ月齢未満で牛肉認証制度の対象となっていて，危険度が極めて低いと登録されている牛である．もう1つは，次の海外諸国で繁殖，飼育，と畜された牛である．それらの国とは，アルゼンチン，オーストラリア，ボツワナ，ブラジル，モーリシャス，ナミビア，ニュージーランド，パラグアイ，ポーランド，南アフリカ，スワジランド，ウルグアイ，アメリカ，ジンバブエである．なお30カ月齢であるかどうかは，書類を提出させるか歯を調べるかで確認することになっている．

現在の補償金は，廃用乳牛の場合は生体1kg当たり0.64ユーロ（68.5円），その他は1kg当たり0.83ユーロ（88.8円）である[5]．この補償金の70％は，EU予算から支出されている．1頭当たりの平均体重は560kgである．かつては，支払いに重量上限が定められていたけれども，今は撤廃されてい

る．

(5) 特定危険部位除去

すでに述べたように，はじめは特定牛内臓物の禁止措置として開始された．当時は 6 カ月齢以上の牛の脳，脊髄，脾臓，胸腺，扁桃腺，腸が指定されていた．96 年 9 月には羊やヤギに拡張された．現在の対策は 98 年 1 月 1 日から開始されたもので，EU が定めたやや広めの特定危険部位の基準に合わせている．それは 12 カ月齢以上の牛の脳や眼球を含む頭蓋骨，扁桃腺，脊髄，それにすべての月齢の牛の十二指腸から直腸までの腸である．さらにイギリスとポルトガルでは，6 カ月齢以上の牛に対しては，舌を除いた脳や眼球，二叉神経節，扁桃腺を含む頭部，そして胸腺，脾臓，脊髄，13 カ月齢超の牛に対しては神経線維束を含んだ脊柱が除去の対象となっている．なおその実行は食品基準庁の食肉衛生部が担当している．

3.3 イギリスにおける対策の実施状況と今後

BSE 対策で処分された牛の頭数は表 7-1 の通りで，最も殺処分頭数が多いのは 30 カ月齢対策である．この対策によってイギリス全体で 2002 年末までに，600 万頭以上の牛が処分されている．

これらの対策には多額のコストがかかっている．食品基準庁の推計によると，1 年間で必要なコストは，30 カ月対策で 4 億 9,500 万ポンド（約 941 億円），飼料禁止措置 1,600 万ポンド（約 30.4 億円），特定危険部位除去 4,100 万ポンド（約 77.9 億円），合計 5 億 5,200 万ポンド（約 1,049 億円）となっている[6]．

毎年の発症数が減少しつつあることもさることながら，発症例の構造変化にも注目すべきであろう．図 7-2 は出生月別にみた BSE 発症数の推移である．肉骨粉の利用禁止，危険部分の混入の防止など総合的な対策が導入された後，BSE 牛の発生状況に大きな変化が現れている．厳密な総合対策が採用されて以降に生まれた牛ではほぼ発症例がなくなったのである．

EU によるイギリス産牛肉の禁輸措置については，99 年 8 月 1 日に「デー

表7-1 イギリスにおける牛の処分頭数

	発症処分	疑感染処分	30カ月齢対策	選別処分	系統処分
以前	727	—	—	—	—
1988	2,180	192	—	—	—
1989	7,133	924	—	—	—
1990	14,181	2,460	—	—	—
1991	25,026	3,995	—	—	—
1992	36,680	6,474	—	—	—
1993	34,370	6,714	—	—	—
1994	23,943	4,765	—	—	—
1995	14,301	2,855	—	—	—
1996	8,013	2,137	1,173,767	—	—
1997	4,310	992	821,900	55,465	—
1998	3,179	852	907,531	18,956	1,532
1999	2,256	582	952,504	1,413	5,844
2000	1,311	442	961,914	24	2,559
2001	781	371	630,302	0	1,427
2002	445	364	848,410	0	2,386
合計	178,836	34,119	6,296,328	75,858	13,784

資料：英国 DEFRA. Transmissible Spongiform Encephalopathies in Great Britain: A Progress Report, December 2002, p. 51.
注：2002年の発症処分数等は，Monthly Report on Measures Taken by the UK で修正した．

タベース輸出措置」での輸出ならば認められることになり，実質上解除されることになった[7]．ただしフランスはいまだにイギリス産のすべての牛肉を禁輸し続けている．このデータベース輸出措置の対象となるには，肉骨粉が完全に利用禁止となった96年8月1日以降に生まれた牛でと畜された時に6カ月超13カ月未満であること，個体識別がきちんとされていること，その母牛が対象牛を分娩後6カ月以上生存してBSEに感染していないことが明らかであるという条件をクリアしていなければならない．

その条件を整備するために系統処分対策が導入された．それはBSEが発症したとき，その牛から生まれたすべての子牛を処分してしまう措置である．98年8月には任意対策として開始したが，99年1月4日からは強制的な制度として実施されることになった．現時点では，輸出用にと畜できる工場は2カ所しか指定されていない．

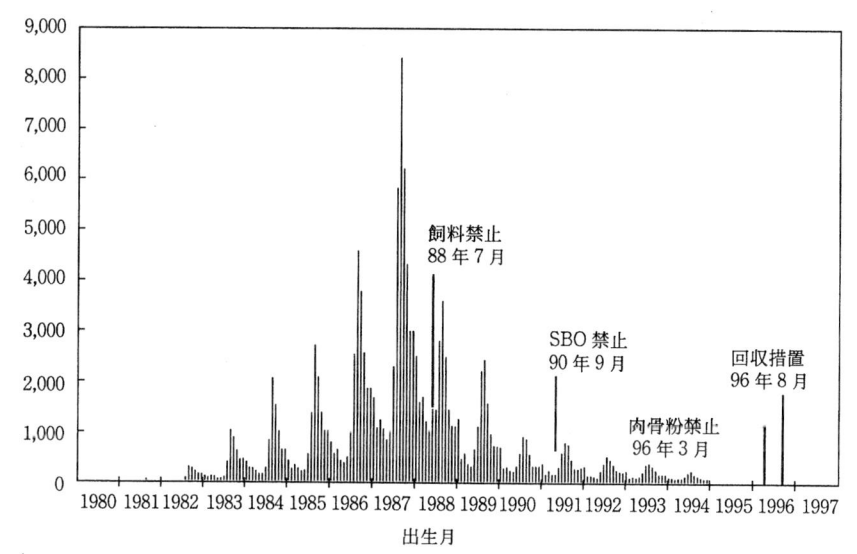

第7章 BSE対策の成果と安全行政への課題　　149

図中ラベル:
- 飼料禁止 88年7月
- SBO禁止 90年9月
- 肉骨粉禁止 96年3月
- 回収措置 96年8月
- 出生月

出典：DEFRA *BSE Inquiry*.

図7-2　イギリスにおける出生月別に見たBSE発症数

　イギリスでは依然として3桁のBSE感染牛が発見されているけれども，発症数は毎年減少していて，一時は数年のうちにほぼ消滅するという考えも示されていた．環境食料農村省の『英国における牛海綿状脳症―経過報告書―（2001年6月版）』に掲載されている獣医学研究局の予測は，高位推計値で2001年に655頭，2002年に273頭，2003年に107頭であった．しかし2001年実績は1,113頭，2002年は1,044頭であったから，かなり楽観的な数字だったと言わざるを得ない．

3.4　イギリスの食肉消費

　図7-3は，イギリスにおける50年から2000年までの食肉消費の動きである．

　70年代まで牛肉は，イギリスの食肉消費の中心であった．ピークだった57年には，1週間当たり300g，年間で15kg以上の消費量であった．それ以

(g)

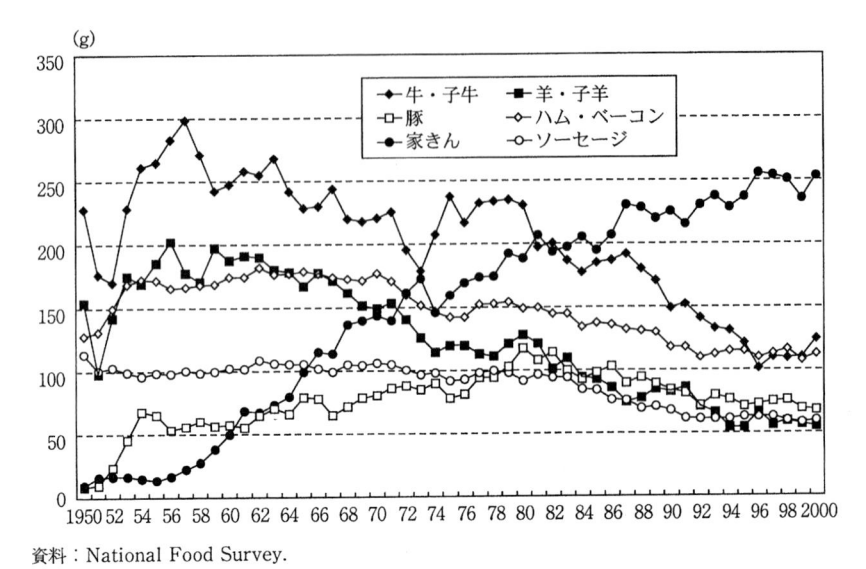

資料：National Food Survey.

図7-3 1人当たり週間食肉消費量（イギリス）

降は，若干の上下変動を繰り返しながら長期減少の趨勢にある．

　牛肉と同じような動きを示しているのが，羊・子羊肉である．週間消費量は，牛肉に比べて70〜80gほど少ない水準で推移し，同じく長期的に減少傾向にある．

　戦後ほぼゼロの状態から，急激に消費量を増やしていったのが，家きん肉である．途中で大きく減少することもなく，現在までほぼ一貫して消費量を伸ばしてきている．2000年には週間消費量253gとなり，食肉消費量966gのうちの4分の1を占めるまでになっている．

　豚肉も戦後ほぼゼロの状態から消費が伸びていったが，80年代初めに頭打ちになり，その後は徐々に消費量が減少している．

　ハム，ベーコン，ソーセージなど食肉加工品は徐々に消費量を減少させているが，極端に量を減らすこともなかった．

　BSEが食肉消費に与えた影響を確認してみよう．牛肉消費をみると，確かにBSEの発症例が本格的に確認された87年以降，それまで以上のペー

第7章 BSE対策の成果と安全行政への課題 151

スで消費量が下落する結果となっている.その前の3年間はわずかながら増えていたのと対照的である.そしてBSEと変異型CJDとの関連を認めた96年には,一段の低下を観察できる.しかしながらその一方で,次の年の97年になると逆に消費量は反転して上昇し,その後はわずかではあるが増え続けている.96年に包括的なBSE対策を実施した成果なのであろうか.

ところで80年代後半から90年代前半の牛肉消費の下落は,他の食肉で補われることはなかった.羊肉や豚肉,そして加工肉はいずれも低下し続ける.家きん肉はわずかに上昇するが,それは牛肉消費の減少幅には及ばなかった.

85年から2000年までの15年間は,イギリスの食料摂取が全体に低下している時期であった.例えば,飲用乳類は85年に2,348g(1人当たり週間摂取量,以下同じ)だったのが,2000年には2,081gとなっている.同じように主な食品についてこの15年間の消費量を確認すると,ジャガイモが1,162gから707g,野菜が2,408gから1,986g,パンやシリアルが1,526gから1,508g,砂糖が238gから105g,魚介類が139gから143g,そして油脂類が286gから186gとなっている.

消費構造が「食べ過ぎ」状態から調整されていく過程において,ちょうどBSE問題が発生して牛肉の消費量が減少していったようにも見える.BSEは牛肉消費を減少させたといわれているが,単純にマクロの統計を見る限り,イギリスでは毎年徐々に減少する牛肉消費の傾向線以上の影響を確認することはできない.

4. フランスのBSE対策

4.1 発症状況と対策の経緯[8]

90年にイギリスで「狂牛」問題が発生してから,フランスでも人々のBSEへの関心が高まり,一斉に安全対策が強化され始めた.

90年3月に全国サーベイランスネットワークを農場ベースに築き,BSEの兆候を監視することになった.各県に1人ずつ臨床検査のための獣医責任

者を配置して，と畜場での検査も実施している．疑われた検体は，CNEVA（国立動物・食品研究センター）へ送られることになった．その結果，91年2月28日に1頭目が発見された．主に酪農地帯で多く発症している．

BSE 感染が発見された牛群は殺処分されているが，94年までは強制でなかった．しかし補償金がでることもあって，ほとんどの場合に殺処分されていたという．

90年7月に肉骨粉を動物飼料に利用することが禁止された．イギリスが禁止してから18ヵ月後であったが，EU禁止より4年早く実施している．ただしこの時の決定はあくまでも家畜衛生上の対策であった．SBO（特定牛内臓物）を禁止したのは96年であるから，必ずしも事態を深刻に考えていなかったようである．

保健省は，92年6月に牛原料を含む19薬品を回収，同年7月に牛および羊の成分のベビーフードへの利用を禁止した．これには当時，HIV 血液製剤が問題になり始めたことが影響したともいわれている．また同じ時期にCJD 疫学サーベイランスが立ち上げられた．

フランスは，94年に行われた一連のEUの決定を遵守していった．肉骨粉をすべての反芻動物の飼料に利用することを禁止，肉骨粉製造時の異常プリオン不活性化のために反芻動物の残滓の加熱処理強制規制，6ヵ月齢以上のイギリス産牛肉のEUによる輸出禁止決定（9月），そして翌年6月に92年1月1日以降に生まれた牛もしくは6年間 BSE が発生していない農場からの牛については輸出解禁，などである．96年3月21日にフランスは，一方的にイギリス産牛肉の禁輸を決定した．27日にはEUもこれを許可する．

96年4月17日に伝達性脳症・プリオン（関係省庁合同）委員会（ドルモント委員会）が立ち上げられた．情報の収集・解析，公衆・家畜衛生政策の意思決定に係わる知識の提供，および研究プログラムの提案を行うとされた．行政，産業界から独立させるため，委員会メンバーにはすべて科学者が選ばれた．そこで第1に決めたことは「予防原則」を重視するということであった．

第7章 BSE対策の成果と安全行政への課題

96年4月にSBOの食用禁止を科学委員会の勧告ではなく，首相主導で政治的に決定した．96年6月にはドルモント委員会が次の勧告を提出する．①食用に適さない家畜(牛)は肉骨粉にも利用せず焼却すること，②すべての反芻動物の中枢神経系は除去，③反芻動物用の飼料施設は厳格に隔離．これらの措置はEUの中でも際立った厳しい基準であったが，政府はこれを受け入れた．その政治的背景としてやはり血液製剤問題があるといわれている．

98年には機構改革が行われた．それまでサーベイランスを行っていた国立公衆衛生機構（RNSP）の代わりにIVS（衛生監視院）を設立，医薬化粧品の規制についてはAFSSP（国立健康安全庁），またAFSE（環境安全庁），AFSSA（食品衛生安全庁）も設立する．さらにこれらの安全4庁を統括する国立安全委員会を設立した．

99年5月にBSE発見のための特別プログラムを開始した．危険牛のチェック，農場で死亡した牛のチェックをシステマティックに行い，迅速テスト，プリオンのチェックを商業ベースでテストするようになった．

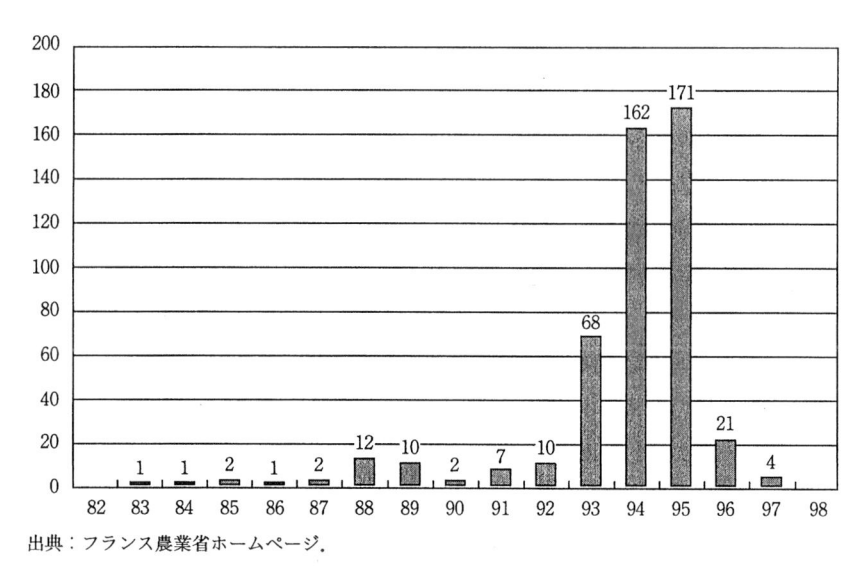

出典：フランス農業省ホームページ．

図7-4 フランスにおける出生年別にみたBSE発症数

その後の動きとしては，2000年11月にすべての動物で肉骨粉利用禁止，2001年1月にMRM（機械式削除肉）の禁止，30カ月以上のすべての食用向け牛の検査を決定した．なおその後，検査対象は24カ月齢まで引き下げている．

出生年別にみたBSE発生状況は図7-4の通りである．このグラフは2001年時点での公表データであるが，96年以降の発見数は著しく少なくなっている．2003年3月にイギリスFSAから公表された資料によれば，96年生まれの牛でBSEが発見された事例は64件，97年生まれの牛では11件，98年生まれの牛では4件となっている．

4.2　フランスにおけるトレーサビリティの役割

BSE対策から得られた教訓は，安全性を回復するには厳密な規制を適切に行い続けなければならないということである．短期的には危険個体・危険部位の排除，長期的には肉骨粉使用の禁止である．しかし現実の社会で，これらの規制すべてが完全に遵守されるとは考えにくい．意図的な違反もあるだろうが，怠慢による過失や不測の事故なども当然あるからである．

このように完璧な管理は始めから不可能であるから，問題が発生したときの迅速な対応方法を常に準備しておく必要がある．その危機管理の鍵を握るのが，トレーサビリティ・システムを利用した回収である．トレーサビリティの課題は，特定危険因子の食品への混入とフードチェーンを通した拡散の様子を正確に追跡していくことである．

BSEにおけるトレーサビリティを確保するための仕組みは，個体識別（パスポート）制度，情報管理制度，そして表示制度からなる．

フランスにおける牛のパスポートにも個体識別のID番号（10桁；県2桁＋農家番号4桁＋牛個体番号4桁）が記載されていて，それは中央で一元管理される[9]．パスポートには，と畜された時までの情報が記録される．ID番号が分かれば，どこで生まれて誰が飼育していたかが判明する．フランスの関係機関での聞き取りによれば，最低でも2日あれば可能だという．

第7章　BSE対策の成果と安全行政への課題

　フランスの肉牛パスポート制度の原型は，66年に法律で制定された．パスポートと耳標がないと売買できず，取引するたびに政府に報告する義務がある．この牛個体識別制度のおかげで，牛肉の小売パックにVBF（フランス国産牛）マークをつけることができるようになった．

　牛パスポートには家畜衛生に関するいくつかの情報が記載されていて，たとえば予防注射をうっているかどうかはパスポートから判明する．また病気にかかっていないという診断内容がパスポートについている．かつては1年間だけ有効で，更新することになっていた．現在は，売買した後，所有者を再登録して裏書するが，その時に譲渡して30日以内にもう一度検査を受けることになっているという．

　パスポートの発給事務などは各県の農業会議所が管理することになっているが，半分の県では会議所が全国家畜衛生保護団体連盟（FNGDS）に委託しているという．

　原産国を特定することは，トレーサビリティの第一歩であるが，安全性の確認に直結するトレーサビリティの問題は，枝肉から100以上の部位に分けられたときにどのようにトレースするかである．

　フランスの小売精肉ラベルにはと畜場番号，加工場番号，ロット番号があるので，これでどこからの肉が利用されたか分かる．なおラベルには表示されていないが，ロット番号ごとに加工日，枝肉番号，バッチ番号が整理されている．

　このように情報が連結されていれば，と畜場の検査結果で問題が発見された時，すぐに対応すれば川下に流通してしまった後でも危険な肉を回収できる．また問題を起こした牧場も容易に特定できてその後の対策が迅速に行えるのである．

　トレーサビリティは，前方型追跡（川下に向かうトレーシング）と後方型追跡（川上に遡るトレースバック）の両面について備えがなされていなければならない．このシステムの優れているところは，EU全域の流通への適用を視野に入れている点である．

4.3 フランスの BSE 2000 年危機

フランスでは 2000 年 11 月に新たな BSE 危機が発生して，消費が急減した．これは皮肉なことに，BSE 対策の要の 1 つであるトレーサビリティが逆に作用して起こったのである．

2000 年危機は，10 月末にでた小さな新聞の三面記事をきっかけに始まった．農家が BSE に感染した牛を隠して販売してしまったが，それを知った農業省は 3 日前に出荷されたその牛の肉を回収したというものだった．当然ながら一般の人は，うそをつかれたと思いパニックになった．

しかし実際は BSE に感染していた牛は，検査で確認されて流通されなかった．問題とされたのは，その前に出荷された牛だった．BSE が発見されると一緒に飼っていた牛群を処分するのだが，その牛群からの牛が 3 日前に出荷されていたのである．もちろんその牛は検査をパスしており，流通させることになんら問題はなかったが，もし出荷の順番が反対だったら，その牛も殺処分の対象になっていたであろうということで回収することになったのである．そこに誤解が生じてしまった．

資料：OFIVAL．

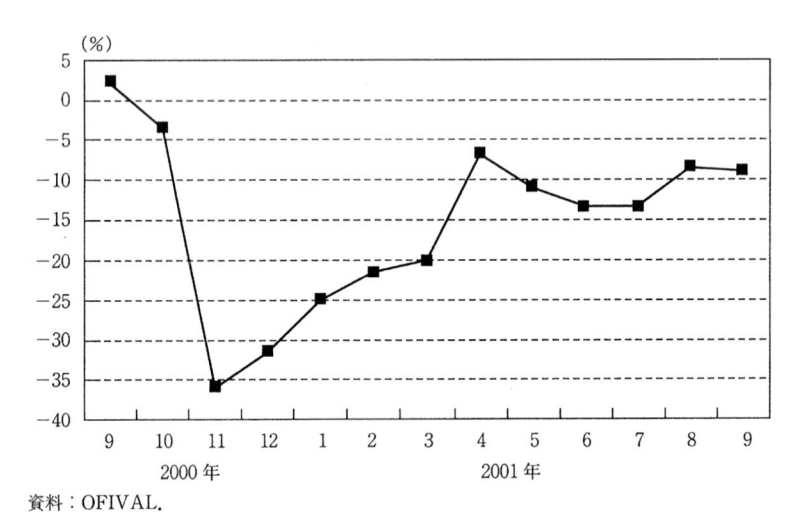

図 7-5　BSE 危機時のフランス牛肉消費の動き（対前年同月比）

第7章 BSE対策の成果と安全行政への課題

トレーサビリティの有効性は証明されたが，そのことが食肉の信頼感を高めたとはいえない．丁寧な説明を行うべきであった．

問題が発生した時期（2000年9月以降）の消費動向を図7-5で確認する．これは消費者サーベイ調査から推計された牛肉消費の動きである．2000年11月には，対前年同月比でみてマイナス40%近くまで消費が落ち込んだことはほぼ確実なようである．その後，徐々に回復しながらも12月は約30%，年が明けて1月は25%の減少が確認される．4月以降は約5%から10%の落ち込みのまま消費は推移する．しかしこの程度の減少率は長期的な減少トレンド程度のものなので，この時点でBSE危機の影響はほぼ消失したと理解されている．なお2001年春に発生した口蹄疫の食肉消費への影響もあるだろう．

このようにBSEの影響は約6ヵ月でおさまったわけだが，しかしそれは決して軽微なものではなかった．図7-6は，70年以降の食肉消費の長期動向を確認したものであるが，これによると，牛肉消費は96年にいったん大きく落ち込んだが，その後イギリスと同じく，徐々に消費が回復する傾向にあった．それが2000年危機によって再度大きく低下することになったのである．ちなみに長期的な動きを見ると，1990年と2000年を比べてみると，1人当たりの消費量は，牛肉はマイナス12.1%，羊肉マイナス5.5%，鶏肉プラス13.6%であった．

外食部門での消費も落ち込んだ．牛肉消費の22%は外食で消費されると推計されていて，OFIVALによるレストラン調査によると，不況の影響もあって，90年から98年にかけてレストランの消費自体が落ちている．その結果，外食部門でも鶏肉を除いて，すべての食肉の消費量が低下してしまった．

安全性への懸念から，消費が素性のより確かなものへ向かう傾向がある．フランス産肉を証明するVBFラベルは，危機前は2%の普及率だったが，危機後は20%になった．ただしこのラベルはある種のトレーサビリティを保証するものであるが，品質を表すものではない．

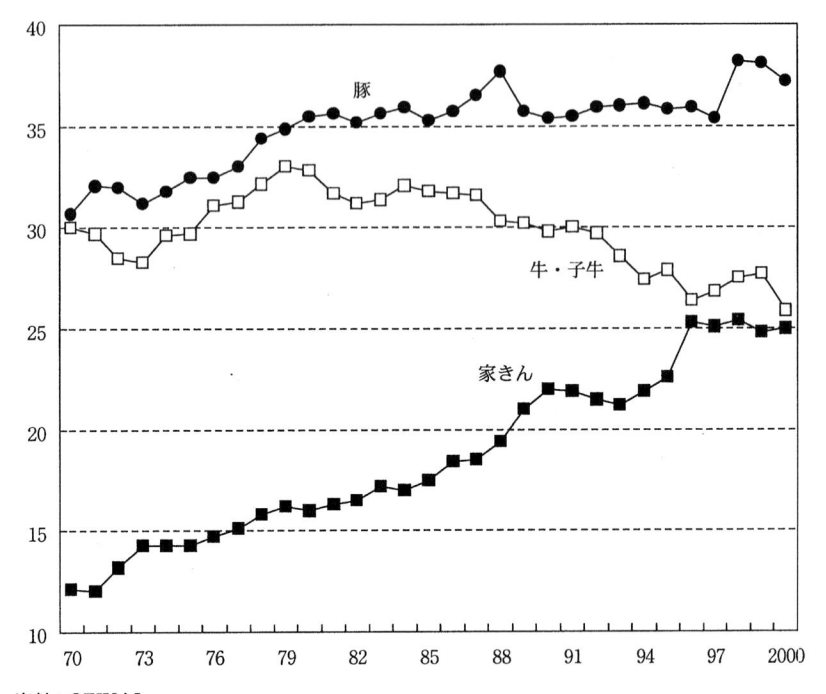

資料：OFIVAL．
注：1人当たり年間消費量（kg：枝肉換算）．

図7-6 フランスの食肉消費の推移

　品質の高い牛肉を買う時には，安全性を確保しようという考えもあるだろう．96年BSE危機以降にラベルルージュ牛が増えているのは，そのことが影響していると思われるが，しかしラベルルージュは飼育法の違いを認証してはいるが，安全性でなく肉質や食味の違いを保証してくれるだけである．今のところ，ラベルルージュのシェアは全体の3~4%にとどまっている．ラベルルージュの下のクラスに位置づけられる「認可された」肉はもう少しシェアが高く，14%である．オーガニック・ビーフはさらに少なく全体の1%以下ぐらいの出回り量だと推計されている[10]．

5. おわりに

イギリスで予防原則政策を解除するための検討が進められている．BSE対策に多額のコストがかかり，イギリスとEUの財政の負担となっている．96年度から2002年度までに総額で31億6,000万ポンドの経費がかかり，そのうち約70%にあたる21億7,300万ポンドが30カ月齢対策に費やされてきた．

イギリス食品基準庁は2000年12月にBSE対策の評価報告書を公表して，その中で1996年8月以降に生まれた5歳以上の牛をサーベイランスし，すべての30カ月齢牛を検査することを条件にして，30カ月齢対策解除の検討を始めるように勧告した．

そこで発症動向の評価が示された．過去の約18万頭の発症例の月齢を調べた結果，24カ月未満は10頭（全体の0.006%，以下同じ），30カ月未満は81頭（0.05%），35カ月未満は307頭（0.17%）だけだったのである．そして最近年での症例で最も若い牛の月齢が，1997年では37カ月，1998年では34カ月，1999年では39カ月，そして2000年では42カ月と後退してきている．

肉骨粉管理が高度に実施されていること，30カ月齢以上の発症例が極めて限られることから，30カ月齢対策の緩和ができると考えたわけである．

解除の検討は，リスク評価部会と主要関係者部会を設立して行うことになった．リスク評価部会は，その組織名の通りリスク評価を行う．関係者部会は，リスク評価部会の見解を受けた上で，リスク管理に関する決定を行うことになっている．

食品基準庁は2002年1月に検討を開始するように提起していたが，リスク評価部会が組織されて第1回目の会合が開催されたのは同年5月，主要関係者部会は同年7月であった．リスク評価部会はすべて科学者であり，SEACから4名，食品基準庁長官，大学等の科学者6名，EU科学委員会か

らの1名で構成されている．一方，主要関係者部会は，食品基準庁から4名，消費者団体から2名，科学者2名，行政から2名，農業・産業界から4名，そして行政を中心としたオブザーバーから構成されている．

リスク評価部会の会議は6回，主要関係者部会の会議は8回開催された．最終的に2003年3月に主要関係者部会が答申案をまとめた．それを受けて食品基準庁は，8月に関係官庁に対して勧告案を提出したのである．ここから政治の場での検討が始まる．

答申案では，リスク評価と30ヵ月齢対策解除のシナリオが示されている．シナリオは4つ用意されている．

第1のシナリオA1は，2004年1月から検査のみの体制に完全に移行する，第2のシナリオA2は，2004年1月から2005年7月までは96年8月1日以降に生まれた牛については検査体制に移行して，完全移行は2005年7月とする，第3のシナリオBは，2004年1月から96年8月1日以降に生まれた牛のみ検査対象とする，そして第4のシナリオCは，2004年1月から98年10月1日以降に生まれた牛のみ検査対象とするというものである．リスク評価は変異型クロイツフェルト・ヤコブ病が発生する確率を推定することで行っている．あわせて必要とされる行政費用の推計も行われている．

このリスク評価では，30ヵ月齢対策からBSE検査体制に移行したことによる異常プリオンの暴露量の増加とそれによって上昇するvCJDの発生確率が推定されている．確率推定のベースとされる仮定は，これまでの異常プリオンへの暴露による今後vCJDによる死者が5,000人であるとするケースと500人であるとするケースである．

なお感染の疑いがある牛を排除するか，検査をパスすれば食用にするかという対応の違いによって，vCJD死者数と対策コストに大きな違いが現れている．

30ヵ月齢対策の年間コストは，6年間（2004年から2009年）で22億ポンドであるが，96年8月ルール（シナリオB）だと6年間で4億4,000万ポンドですむ．もちろん30ヵ月齢対策を続ければvCJDによる死者をより少

なくできるが，コストがかかりすぎるため，費用対効果（報告書の用語では相応性 proportionate）面では30カ月齢対策は劣ると考えられている．

30カ月齢対策から完全検査体制に移行した場合，vCJD死者5,000人を前提に「最も現実的な推計」を行った結果は，今後60年間にvCJD死者は0.03人から0.04人ほど増加するというものであった（最小0.002人，最大2.5人）．もちろんシナリオが異なればプリオンへの暴露量と発症確率および対策のコストが異なる．それぞれの結果を利用して，vCJD死者を1名減らすために要するコストを計算してみると，「最も現実的な推計」の場合で，133億から283億ポンドの金額という試算が示されている．

検査方式に移行した場合，牛群処分（cohort cull）措置への対応が大きな課題となる．EU規則では，検査でBSE牛が発見されると，同じ牛群にいたその他の牛も処分しなければならない．しかしより厳しい30カ月齢対策が適用されている限り，牛群処分は免除されていた．ところが，もし検査方式を採用するならば，牛群処分を始めなければならないのだが，イギリスの牛追跡システムCTS（旧CPS）は96年7月に開始したので，それ以前の牛を特定できない．さかのぼって特定する作業を進めているものの，現時点では完全ではない．

そこで食品基準庁は，対策の費用対効果性と牛群処分措置の実行可能性を考慮して，関係各省に対して2段階の移行を提案した．早ければ2004年1月からを第1段階の移行期とし，96年8月以前に生まれた牛については30カ月齢対策を適用し続け，それ以降に生まれた牛には検査を行う．そして必要な準備が整っていたならば，2005年7月から第2段階の完全実施期として，すべての牛を対象にした検査体制へ完全移行するというのである．

このようにイギリスで30カ月齢対策の緩和が検討され始めたわけであるが，わが国でこれに相当する課題は，全頭検査の解除であろう．これはもちろん政治的判断が必要となる．

予防原則を適用することも困難であるが，一旦適用した後に解除するのはもっと難しいであろう．消費者保護のため，消費者の信頼を回復するために

一度設定した厳しい規制をこれからどのように緩和していくのか．今後イギリスでどのような議論が展開されて，どのように社会的な合意を得られていくのかを注意深く見守るべきであろう．

注
1) 畜産物のフードシステムについては中嶋 [2000] を参照．
2) 日本で発見された例も乳廃用牛である．
3) 本節に記録された事実の多くは，van Zwanenberg and Millstone [1999] の記述に基づいている．この報告書は BASES (Building a Common Data Base on Scientific Research and Public Decision on Tses in Europe) と呼ばれる欧州国際共同研究プロジェクトの成果である．
4) Commission Decision 96/239/EC of 27 March 1996 on emergency measures to protect against bovine spongiform encephalopathy.
5) 1ユーロ＝107円で換算．
6) 1ポンド＝190円で換算．この数値は，FSA *BSE controls final report* (2000年12月) 表3から引用した．
7) Commission Decision 98/692/EC of 25 November 1998 amending Decision 98/256/EC as regards certain emergency measures to protect against bovine spongiform encephalopathy.
8) 本小節の内容は Joly et al. [1999] の記述による．この報告書も注3と同じく BASES プロジェクトの成果である．
9) この節に関連する詳しい制度の説明は，新山 [2002] を参照．
10) 以上の消費動向については，筆者が2001年10月にフランス OFIVAL で Devine 氏から聞き取った内容に基づいている．

第8章　生協産直の経済分析

1. はじめに

　本章では，特別栽培農産物の生産と流通の実態について契約の経済学のフレームワークに基づいた考察を行い，食の安全性の取引メカニズムの一部を検討する．無農薬有機栽培や減農薬減化学肥料栽培による農産物への潜在的需要は，確実に伸びてきていると思われる．しかし，人々の関心が高まっているほどには，それら農産物の供給はまだ十分に増えていない．

　これまでの特別栽培品の流通は，通常の卸売市場ルートを通じては行われず，全体からするとマイナーな契約型の市場外取引によるものが中心になっている．わが国の農産物流通の発展によって，数量面での需給調整は円滑に行われるようになったけれども，安全性という財の供給態勢はいまだ不完全にしか進展していないようである．なぜこれまで市場取引によって供給できなかったのか，正しく評価しておくべきだろう[1]．

　考察の対象としたのは，生協の産直活動である．これまで生協は，特別栽培農産物の流通拡大に大きな貢献をしてきた．もちろん生協の産直品はすべてが無農薬有機栽培や特別栽培というわけではないが，慣行栽培品に比べれば，特別栽培品に近いレベルの規格を維持している．そこでの経験は，様々な教訓を提供するであろう．

　生協産直は，農家の生産段階から組合員の消費段階までを直結する独特のミニ・フードシステムを形成している．この生協の流通ルートを分析するこ

とで，安全性を提供するためにはシステムとして何が必要なのか明確になるであろう．ただし生協というビジネスモデルゆえの特殊性もあるから，それについては詳しく検討しなければならない．その検討の過程で，生協が特別栽培契約を率先して推進してきた理由も明らかにされる．

本章ではその生協版トレーサビリティの機能と現段階での課題についても検討する．多くの生協が，産直3原則「①どこで（誰が）生産されたか分かる，②どのように生産されたか分かる，③生産者と交流できる」を，産直品の定義として受け入れている．その目的は組合員が生産現場を確認できることであって，個々の生協の実態を見たときにやや濃淡があるけれども，みな「顔の見える産直」を目指して進んできた．誰がどのように生産したか，そして誰がどのように流通してきたのかについて，すべての情報を消費者側からたどれる状態にあることをトレーサビリティが確保されているということからすると，生協は産直の分野で長年の経験を積み重ねて，独自のトレーサビリティを構築したといえるだろう．もちろん一般にいわれているトレーサビリティの定義に照らしてみると必ずしも完璧ではない．

なお以下では産直青果物を念頭におきつつ商品の様々な品質を議論するが，その過程で味や形，色などに関わる一般的な品質と安全性に関わる品質とを明確に区別した．両者を包括する概念が広義の品質となるが，このことを議論の中ではただ単に品質と述べることにする．一般的な品質についてはこれを狭義の品質と考えて，一般品質という用語を当てる．そして安全性に関わる品質は，安全性と簡略化して呼ぶことにする．

2. 安全・安心と消費者情報

2.1 消費者にとっての安心

「安心」は「安全」とセットで語られることが多いが，そもそも安心とは消費者自らが望んでいるものを正しく得ることができたかに関わることであって，そのような懸念が解消されて満足のいく商品を手に入れた時に人々は

「安心」する．人々の関心は商品の味や色，形など多岐にわたる．安全はこれらの様々な懸念の中で最大の問題であるから，とりたてて「安全・安心」という形で提示されている．しかし現実には，そう簡単に安心が実現されるわけではない．消費者が商品の購入を判断するときに，必要な情報を必ずしも十分に得られないことが多いからである．以下，生協の場面を想定して考察しよう．

①店舗で現物を確認できる場合——安いものを購入したい場合には値札を見ればよい．手頃なサイズのもの，新鮮なもの，虫の食っていないもの，腐っていないものを購入したい場合には，現物を手にとって吟味することでその希望を実現できる．自ら確認して，人々は安心し購入を決断する．

②共同購入のために現物を事前に見られない場合——安いものかどうかについては，カタログで値段を確認できる．しかし注文前に，手頃なサイズがくるかどうか，新鮮なものがくるかどうか，虫の食ったものがこないかどうか，腐ったものがこないかどうかなどを確かめることができないから不安である．もちろんサイズについては規格選別があるから極端に異なることはないけれども，本当に自分の思った通りのものかどうかは，商品が届いてみるまで分からない．したがって組合員に安心して購入してもらうためには，問題があった場合にクレームをつければ返品や交換ができるのだということを，事前に保証しておかなければならない．

③店舗でも共同購入でも確認できないもの——現物を見ることができたとしても，味のよいものの購入は必ずしも望み通りにならないことがある．少し前まで甘いスイカを選ぶには苦労した．最近では透過光によって糖度を測定できるようになったので，かなりの精度で甘いスイカを選べるようになったといわれるが，それでも完全ではない．また，サルモネラなどの細菌に汚染されていないか，農薬が残留していないかなどについても，見た目では判断できない．非破壊検査ができないもの，非破壊検査ができても検査コストや検査時間がかかるものだと，徹底的な事前の吟味はあきらめて，商品を信頼して購入するしかない．

2.2 認知可能性

これまでの例は消費者に注目した議論だったが，生産者について次に考慮しよう．生産者と消費者はそれぞれ同じ商品に関わっているにもかかわらず，必ずしも同じ情報を共有していないことがある．消費者の望むことを生産者に正しく伝えること，生産者がその要請に正しく応えているかを確認することが安心なシステムを築くための条件となる．

商品を提供する側の生産者は，自分がどのくらいの大きさのものをどれだけ出荷したか確認できる．ところが，出荷したものが販売時に無事に腐らずにいるかどうかについてまでは知ることができない．輸送途中の品温管理が悪くて，いくつか腐ってしまうものもあるだろう．もちろん出荷直前に熟しすぎていたならば，店頭に並んだときに腐敗している可能性が高いことを予測できるだろうが，確定的なことは分からない．また味がよいかどうかについても生産者は知ることができない．例えば，同じ木に実った果物ならば試しに1つ食べてみることで出荷した果物の味はおおよそ推測できるだろうが，厳密に1つひとつの味については確認できない．

「いつ知っていたか」ということも関係主体の意思決定にとって重要である．以下で事前情報と事後情報の入手可能性について分析するが，いつの時点を事前と事後として特定するのかを消費者と生産者とでは変えなければならない．

図8-1の通り，消費者にとって食べた後が事後であり，生産者にとって出荷する前が事前である．その中間となる販売・購入時は，生産者にとっては事後であり，消費者にとってはまだ事前であることに注意する必要がある．

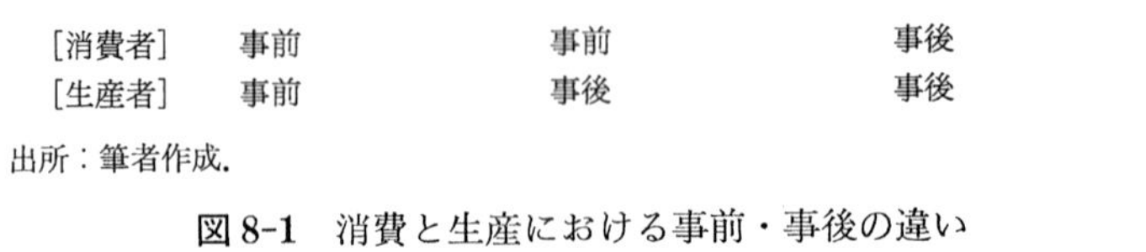

	出荷	販売・購入	消費
《時間の流れ》	→		
[消費者]	事前	事前	事後
[生産者]	事前	事後	事後

出所：筆者作成．

図8-1 消費と生産における事前・事後の違い

第8章 生協産直の経済分析

表8-1 消費者と生産の品質の認知可能性

品　質	生　産　者		消費者（店舗）		消費者（共同購入）	
	事前	事後	事前	事後	事前	事後
大 き さ	○	○	○	○	×	○
味	×	×	×	○	×	○
腐　敗	○	×	○	○	×	○
細 菌 汚 染	○	×	×	×	×	×
残 留 農 薬	○	○	×	×	×	×

出所：筆者作成．

　この切り口をもとに消費者や生産者が「知りうるかどうか」についてもう一度整理してみる．表8-1では，生産者と消費者について事前と事後に分けた上で，表側の情報を知り得る場合には○印，知り得ない場合には×印をつけた．

　なぜ正確に知り得ないかというと，大きく分けて2つの理由がある．1つは，知る手だてがないからである．これは事前でも事後でも共通に問題となる．もう1つは，途中で自ら関知しない事柄が発生してしまうからである．これはもっぱら事後の問題である．細菌汚染があるかどうか分からないということ，腐敗しているかどうかが分からないということ，味がよいかどうか分からないということは，生産者と消費者とでは異なるし，同じ消費者でも店舗の場合と共同購入の場合とでは異なっている．

　商品の品質を正しく把握することは難しい．それは情報が偏在しているためである．情報の偏在は，残留農薬の確認可能性を左右する．生産者は自らが利用した農薬の種類や散布した量を認知しているので，生産した農産物に農薬が残留しているかどうか分かっている．一方，消費者はそのことを知り得ない．ところで食品の細菌汚染になると，事前には確認していたかもしれない生産者も，事後になると消費者と同じようにわからなくなってしまう．

　図8-2は，消費者の認知可能性と生産者の確認可能性を軸にして，各種品質のポジショニングを示している．このボックスダイアグラムは，4つのエリアに分割されている．情報が最も完全な状態にあるのはエリアAであり，

図8-2 品質評価と認知の容易さ

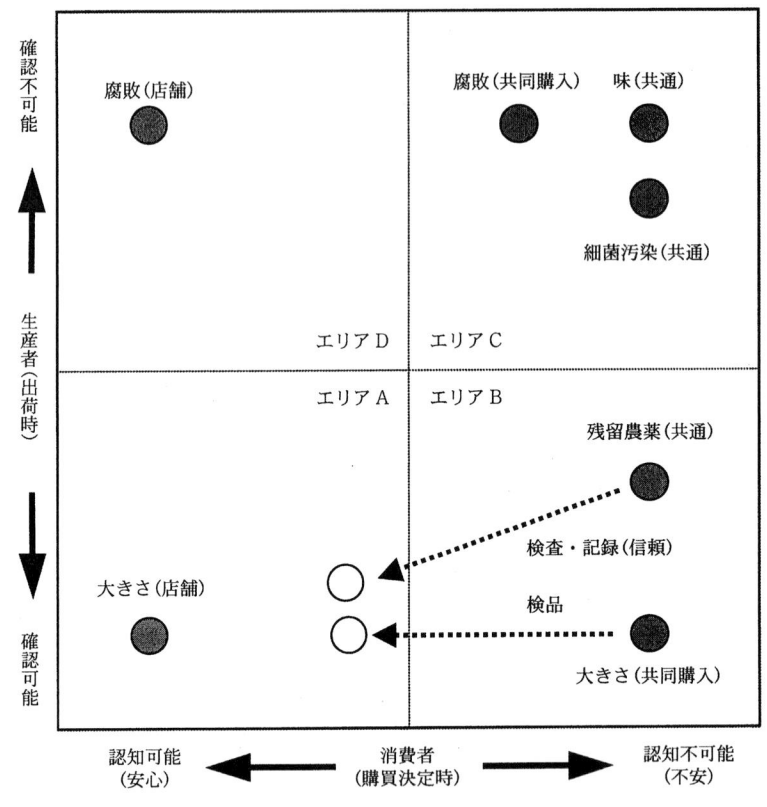

出所：筆者作成.

　情報が最も不完全なのはエリアCである．すでに指摘したように，生協で店舗販売か共同購入かによって一部の品質のポジショニングが変わってくる．また何らかの対策を講ずることでポジショニングが変わってくる．例えば，残留農薬は検査や記録によって，共同購入時における大きさは検品によって，それぞれエリアAへと移動しうるであろう．
　先にも指摘したように安心という要件は，すべての品質に関係する．したがって安心度を高めるには品質管理が重要になる．この情報開示を確実にす

るのが，表示制度と認証制度である．

2.3 品質間の代替と補完

生産の実態を考慮すると，一般品質と安全性とは代替的な関係にある．青果の場合，安全性を追求すると一般品質が劣ることが多い．傷み，トロケ，腐り，虫食いといった一般品質の低さとバラツキ，供給量の不安定性など安全性の代償を覚悟しなければならない．それらは消費者の選択を制限する．

品質要素には相反するものと両立するものとがある．例えば収量と農薬削減，見栄えと農薬削減は相反する．どちらの品質要素を優先するかについては，どちらが販売上有利かによって決断する生産者も多いだろう．一方で味と無農薬とは一般に両立すると信じられている．農薬を使用しないと少々見栄えが悪くなるが，味でその分をカバーできる場合もある．

3. 生協産直の実態

3.1 産直の進展度

生協の産直事業の実態と課題について，99年に実施された「第5回産直アンケート」（日本生活協同組合連合会）を利用し確認することにしよう[2]．アンケートは75生協（単協65，事業連合10）を対象に実施して，うち50生協（単協44，事業連合6）から回答を得ている．

生協は店舗と無店舗（共同購入）の2つの販売ルートをもっている[3]．無店舗販売では，第2章で指摘した情報の不完全性が，消費者（組合員）の意思決定に大きな影響を与えている．そのために生協は，店舗での販売手法と共同購入での販売手法を変えざるを得ない．

アンケートの結果，平均すると店舗の産直率は低く（青果30.1％），共同購入の産直率は高い（同59.0％）．一般に，産直率が店舗で低くて共同購入で高くなる理由として，2つのことが指摘されている．

第1に，産直品は店舗で売れ残る可能性が高いことである．産直品は商品

のバラツキが大きいため，陳列したときに見栄えが悪くなる．消費者は確実に「品物の良いもの」から買っていくから，最後になればなるほどますます見栄えの悪いものが残っていき，たぶん売り切るまでには至らないだろう．店頭に並べられている一般品と比べられて，結果的に購買はそちらに流れてしまう怖れがある．虫食いキャベツであっても1枚葉をむけばほとんどかわりはないが，それを嫌う人は多い．どうしても売り切ろうとするならば，途中から値引きをしなければならない．一方，共同購入だと比較ができないから，少々品質にバラツキがあっても組合員に納得してもらえる可能性が高い．

　第2に，価格設定の問題がある．産直品は減農薬などの生産方式をとっていてコストも高めになるから，市場品と同じルートで販売すると不利である．したがって，なるべく長い期間価格を固定する契約や生産されたものを全量引き取ってもらうような契約を指向することが多い．そうしないと産直生産は続きがたい．しかし店舗で販売するとなると，価格が日々上下することの多い市場品と競争せざるを得ないので，長期間固定価格にすることは難しい．場合によっては，生協側にとって引き取りたくないと思うような場面もでてくるであろう．その観点からすれば，共同購入は日々の価格変動の波からある程度逃れられるので，固定価格契約を結ぶことが比較的容易である．

　ただし大規模な生協になると，店舗の産直率が高く，共同購入の産直率が平均よりも低い．全体の事業規模が大きくなると，共同購入で産直品を販売しにくくなるからである．共同購入組合員が増えれば，その注文に対応するため確保すべき供給先も増やさなければならない．しかし有機栽培や減農薬栽培方式を遵守できる産地は限られている．さきほども指摘したように，特殊仕様の生産であるから生産物を市場ルートに回すことが難しく，余分にはつくらずに生産開始時に見込んだ量しか生産していない．そのような状態で注文が予想以上に殺到したら対応しきれなくなる．しかも供給量は天候によって変動するのである．

　共同購入だと注文数が事前に分かるが，それもせいぜい1～2週間前であるから，注文の変動に応じて生産量を弾力的に調整することはできない．青

果物だと生鮮品なので，在庫調整によって対応することも不可能である．

このように取扱い量が増えていくと，共同購入では欠品の危険度が高まってしまう．注文したのに届かなかったとなれば，信頼は著しく低下してしまう．店舗の場合にも入荷量が少なくなると顧客を失望させることになるが，注文したのに欠品するという事態に比べるとそれほど深刻ではない．このように事業規模が大きくなると，徐々に店舗販売へシフトしていくのである．

もちろん店舗でも欠品はなるべく避けたい．そこで本来は産直品に指定してよいほどの規格の品物であっても，数量が確保できない場合には一般品と同じように販売している場合がある．

3.2 産直青果物の定義と考え方

アンケートから「産直3原則」(「生産者が明らか」94%，「生産方法が明らか」96%，「生産者と消費者の交流ができる」92%) が広く普及していることが明らかになった．それぞれの回答率は大規模な生協群でも小規模な生協群でもおしなべて90%以上となっていて，ほとんど差がなかった．

産直の定義または考え方への質問に関して，事業高規模の大小によって回答率が著しく異なる項目がある．例えば「残留物が法定基準か生協の基準をクリアしている」，「産地で記録が取られている」，「商品のチェックができる仕組みが確立」，「食品としての安全性が確認できる」など，それらは生産方法を明らかにするための具体的な手段の内容である．これらの項目に対する回答率は大規模生協だと80%以上であるが，小規模生協だと20%前後にまで低下する．そしてそのことを反映してか，大規模生協では産直品に「商品としての品質優位性や差異性」を求める傾向がうかがえる．

産直の目的は，回答が多い順に「新鮮な商品の供給」，「安全な商品の供給」，「素性の明らかな商品の供給」であったが，大規模生協では特に「安全な商品の供給」の回答率が高い．実現しているかどうかは別途検証しなければならない課題だが，大規模生協では産直を単なる「顔の見える」段階からさらに一歩進んだレベルに引き上げようと取り組み始めていることがわかる．

農産産直の内容については，必ずしも生協すべてが採用しているわけではないが，日本生活協同組合連合会が作成した「農産産直ガイドライン」が参考になる[4]．組合員数が多い大規模な生協ではこのガイドラインがかなりの部分まで達成されていて，今後これらの基準が広く採用されると予想されている．

ガイドラインでは，産直の目的を「産直を持続的な取り組みとしていく上で，農家（産地）との取引基準，生産・栽培基準，商品基準，安全性基準，作付出荷および供給計画などの項目に関して，取引契約を結び，約束を守っていくなかで，交流し合い，生産者と組合員相互の信頼関係を形成していくことを最大の特徴としていく」ものと定めている．

取引基準や生産・栽培方法についての要点は次のようになる．
①産地の生産者，生産地を特定する
②産地の組織体制を整備する
③生産仕様書を作成し，適切に更新する
④栽培の記録をつけて内容を確認する
⑤情報開示を積極的に行う

そして安全性基準については次の10項目を定めている．
①農薬・化学肥料の削減プログラムを確認する
②使用農薬・肥料を明確にする
③上記以外の使用時の対応をルール化しておく
④ルールが遵守されているかを確認する
⑤環境汚染，環境保全の実態を把握する
⑥抜き取り検査で品質の検査を行う
⑦生協は産地で実際に確認行為をする
⑧農薬の残留チェックを行う
⑨残留チェックの開示ルールを定めておく
⑩残留が検出された場合の再発防止対策を立てる

この延長線上で，有機農産物，特別栽培農産物や環境保全型農業を目指す

ことが勧められている[5].

3.3 産直品における品質問題と課題

以下，アンケート結果を詳しく検討する．まず，店舗一般品，共同購入一般品，産直品のそれぞれ

表8-2 青果物事業における苦情内容

	店舗	共同購入	産直
鮮度の低下	60	52	38
傷，いたみ	34	80	42
サイズ・外観	8	16	32
品質バラツキ	8	40	50
欠品	6	14	30

資料：日生協「第5回生協産直アンケート」．
注：表中の数字は回答率％，3つまで回答可．

に対する苦情内容を比較して，3者間で回答傾向が異なっていたものについて回答率とを比較したのが，表8-2である．

店舗では鮮度低下に対する苦情が多いのだが，産直品では相対的に少ない．一方，サイズ・外観，品質のバラツキ・欠品に対する苦情が産直品で多い．産直品は，一般品質の向上と供給量の安定が課題である．青果物供給への要望点に関する別の質問では，品質の安定が産直品や共同購入部門で指摘されることが多かった．表では共同購入に対する苦情について，店舗と産直の中間に位置するような回答傾向がみてとれるけれども，唯一，「傷・いたみ」については著しく苦情が多くなっていた．一般品質の安定に対する要望が強いことがうかがえる．

3.4 産直品の検証

青果物の検品の実施についてたずねた．

まず数量に関するチェックについて産直品と一般品について比較してみると，表8-3の通り，検数，検量の取り組み方に産直品と一般品との間でとりたてて大きな差は認められない．

表8-4は検質の頻度を比較したものであるが，一般品質に関する検査の場合と同じように，産直品と一般品とで差が認められない．

また検品を行う段階をたずねてみると，店舗ルートでは「店舗」46％，「流通センター」22％，「市場での流通業者」20％，「産地」6％である．一方，共同購入ルートでは「仕分けセンター」74％，「産地」14％，「市場での

表8-3 検数および検量の頻度

	産直品	一般品
全　量	36	32
ほ　ぼ	28	34
一　部	32	26
ほとんどなし	4	6

資料：日生協「第5回生協産直アンケート」.
注：表中の数字は実回答数.

表8-4 検質の頻度

	産直品	一般品
全品目・全量	8	8
全品目・抜き取り	54	48
特定品目・全量	12	10
特定品目・抜きとり	28	34
特定品目・特定時期	4	2
ほとんどなし	6	4

資料：日生協「第5回生協産直アンケート」.
注：表中の数字は実回答数.

流通業者」12％,「デポ」10％であった.

　一般品質の安定が課題とされる産直品において,検数はともかく検質体制が一般品のそれとそれほど違いがないという事実は,生協における意識と現実との間に大きなギャップが存在することを意味している.表には示さないが,検質頻度と産直品拡大への意見についてクロス集計した結果から,産直品拡大をかなり重視すると回答した生協であっても,産直品と一般品で検質体制に差は現れていなかったことが明らかになった.

3.5 安全性確保への取り組み

　新しい時代の産直品では,安全度の向上をますます重視するようになっている.安全性に関する管理と検証が必要であろう.しかし,安全性確保のための確認事項について質問した結果,項目によっては小規模な生協で取り組みが進んでいないことが明らかになった.

　表8-5は,安全性を確保するために生協と産地と相互で確認している事項のなかで,事業高300億円を境に規模の大小によって大きな違い（15％の格差）が現れているものを抜き出したものである.

　表には示していないが,項目によっては小規模生協の回答率が若干高いものもある.例えば「圃場の見回り」「生協が産地に出向き圃場の確認と生育状況をチェックする」の2つである.ただし大小間で統計的に有意な差はない.これらは買付担当者の通常業務で対応可能な内容であり,安全性確保の

表 8-5 事業規模別の安全確認への取り組み傾向

確 認 事 項	300億円以上	300億円未満
農薬使用基準の徹底	81.5	60.9
土壌検査	33.3	17.4
生協による残留農薬検査	77.8	43.5
生産者個人が作業記録を作成し保管する	48.1	30.4
生産（出荷）組織が作業記録を管理する	70.4	34.8
生産（出荷）組織が生協に対して作業記録の報告を行う	55.6	17.4
生協が仕様書に基づいて点検・確認する	59.3	13.0
出荷ケース毎に生産者が特定できるようにする	74.1	30.4

資料：日生協「第5回生協産直アンケート」．
注：表中の数字は取り組んでいる生協の割合．単位はパーセント．

面から有効なものとはいえない．

表8-6のクロス集計結果によれば，安全性チェック体制の充実に対してより強い関心をもつ生協の方が，相対的に数多くの安全対策に着手している．特に生産者や生産組織のつけた記録への関心が高いことが特徴である．

安全性検査の有無に関する質問によれば，全体の74%の生協で検査をしている．事業高300億円以上では85.2%，300億円未満では60.9%の実施率となっていて規模間に格差が現れている．さらに詳しくみると，500億円以上の生協では，サンプルの抜き取り率がどの程度かは別にして，100%検査が行われている．

検査の有無で取引先数に差が現れている．安全性に関する検査をしている生協の産直取引先は平均で野菜が35.0カ所，果物が20.6カ所，検査をしていない生協では野菜が26.5カ所，果物が8.9カ所であった．

青果物の安全検査とは残留農薬検査のことであるが，それ以外にも微生物，食品添加物，ダイオキシン，土壌などについても1～2割の生協で実施している．なお別途残留農薬検査について質問したところ，検査方法の内容について規模階層によって厳格性，厳密性に格差が観察された．

クレームや事故が起きたときに，①生産者の特定，②産地内地域の特定，③産地への報告，④産地からの説明，⑤産地での調査，⑥回収・出荷停止の

表 8-6 安全性への関心と取り組みの程度

	安全性チェック体制の充実について	
	かなり重視	幾分重視
農薬使用基準	81.0	66.7
化学肥料使用基準	38.1	25.0
仕様書	85.7	62.5
圃場の見回り	71.4	45.8
土壌検査	28.6	29.2
微生物検査	9.5	4.2
産地残留農薬検査	33.3	29.2
生協残留農薬検査	85.7	50.0
生産者個人の記録	57.1	29.2
生産組織の記録	81.0	37.5
生協による圃場確認	95.2	91.7
生産組織の記録報告	61.9	25.0
生協仕様書点検	47.6	37.5
出荷ケース特定	66.7	45.8
生産者個袋特定	28.6	20.8

資料：日生協「第5回生協産直アンケート」．
注：表中の数字は表側の事項を「実施している」と回答した生協の比率でパーセント．

決定などの対応をとるかどうか質問してみたところ，実行していると回答する生協の割合は，いずれの項目でも85％以上の高率になっていた．約70％の生協がこれらすべての対策を実施していた．この数字だけみると対策が進んでいるようだが，しかし具体的な対応内容については必ずしも事前に取り決めておらず，ほとんどの場合に事故やクレームの内容によって判断するとしている．もちろん残留農薬が検出された場合には必ず対策がとられるが，その内容は約3割の生協でしか事前に決められていない．

クレームや事故への対策を行わないとする生協に目を向けてみると，安全性対策に消極的なようである．表8-7は，事後的なクレーム・事故対策において，生産者特定や地域特定などを行っている生協群と対策を行っていない生協群の間で，各安全確認の実施割合にどのくらいの格差があるかを示したものである．

この表の見方であるが，例えば生産者特定という列で農薬使用基準の徹底

表8-7 クレームおよび安全対策への取り組み

	生産者特定	地域特定	産地調査	出荷停止
農薬使用基準	45.3	35.1	16.2	36.7
化学肥料使用基準	14.3	17.4	33.3	32.6
仕様書	7.1	1.8	36.2	36.7
圃場の見回り	4.8	−3.4	37.1	15.8
土壌検査	11.9	−1.8	8.6	7.9
微生物検査	7.1	7.3	7.1	7.0
産地残留農薬検査	16.6	19.8	13.3	12.6
生協残留農薬検査	52.3	39.7	4.3	2.8
生産者個人の記録	26.2	12.9	22.9	−0.5
生産組織の記録	−14.3	−3.4	17.1	15.8
生協による圃場確認	7.2	4.5	10.5	10.7
生産組織の記録報告	23.8	19.4	−1.9	−2.8
生協仕様書点検	7.2	−3.9	22.9	44.2
出荷ケース特定	7.1	15.6	−25.2	−4.2
生産者個袋特定	28.6	−4.2	−38.6	−39.1

資料：日生協「第5回生協産直アンケート」.
注：単位はパーセント，数字の意味は本文参照.

が45.3％になっているのは，クレーム発生時に生産者を特定することになっている生協で農薬使用基準を徹底していると答えた生協の割合は，特定しないことになっている生協の同じ回答率よりも45.3％上回っていることを意味している．

全般的に表頭の項目に示されたそれぞれの対策を取っている生協の方が，安全性確保のための事項をより多く確認する傾向にあるのだが，いくつかの例では逆の結果が現れている．そのうち特徴的なものを指摘しておくと，例えば産地に出向いて調査をしないとする生協の方が出荷ケースや個袋による生産者の特定をする傾向にあったり，また出荷停止しないとする生協の方が個袋による生産者特定をする比率が高くなる傾向がある．生産者や地域を特定しないとする回答が極端に少ないので，統計的な検定で有意な差は認められないのだが，生協の姿勢に興味深い差がかい間見えるのであえて指摘した．

4. 品質向上における課題

4.1 生協における品質管理の必要性

生協としての品質管理における特殊性を以下でもう一度確認しておきたい．

共同購入は無店舗カタログ販売であるから，そもそも消費者の選択の権利を著しく制限する．したがって共同購入で提供される商品について生協は，消費者に納得してもらえる規格を事前に十分に検討した上で，供給側の責任を果たさなければならない．供給者側の責任とは，カタログで示したとおりの品質のものを，注文した数量だけ確実に届けることである．

工業製品の場合に供給側の責任を果たすことは比較的容易だが，生鮮青果物の場合には非常に難しい．品質のバラツキを避けることができなければ，例えば無農薬であるという「訳あり」に対する組合員の支持度を高めるしかない．つまりこれは青果物の生協 PB（プライベートブランド）である[6]．ところが無農薬の「訳あり」だとわかっていても，やはり品質のバラツキはカタログ販売の基礎条件を揺るがす問題である．これについては後にもう一度検討する．

したがって生協としては，産地に少しでも全体の品質を向上しバラツキをなくしながら，供給を安定してもらわなければならないのである．もちろん産地に対して品質管理を徹底してもらうだけでは済まない．青果物の生産現場と消費現場とが離れていて，その間に異なった数多くの関係者が関与しているからである．品質管理のためにはすべてが一体的に連動しなくてはならない．

4.2 フードシステムからみた品質管理

農産物が生産および流通していく過程で関わる主体や工程の数が増えていくことをフードシステムが分化するとよぶことにしよう．分化が進んでいくと，システム内部の段階（サブセクター）において発生する情報の川下への

第8章 生協産直の経済分析

伝達は，段々と不完全になっていく．段階が分化することでどうしても起こってしまう情報の偏在と，フードシステムが空間的時間的に長くなることで起こる不確実性の2種類の要因が，情報伝達の不完全性に関係していることはすでに指摘したとおりである．

フードシステムにおける品質管理には，ステージ別に次の3つの対策が重要となる．第1に生産管理，これは仕様書を作成してそれを遵守した生産に誘導することである．第2に流通管理，これは物品の扱いを丁寧にしたり品温管理を行ったりすることである．第3に販売管理である．陳列するときの品温管理，悪意ある操作が行われないよう監視することなどがここに含められる．

いずれのステージにおいても，管理プロセスと検証プロセスとが重要になってくる．管理プロセスは異物混入，適温維持，扱い方など，検証プロセスは検査，返品・交換，記録などから構成される．

農産物の生産と流通を念頭において，フードシステムの分化と品質管理について考察したい．青果物産直の流れを実態調査した結果をもとに，模式的に生産から消費までについて図8-3のフローチャートを作成した．

図中に矢印とともに示した四角形は，管理や記録の作業が行われるポイントを示している．もちろんすべてのポイントで管理や記録が行われるわけではない．一方，星印は検査を行うポイントである．検査してみて不良品が発見されれば，商品が交換されることになる．

この一連の流れを追っていけば明らか

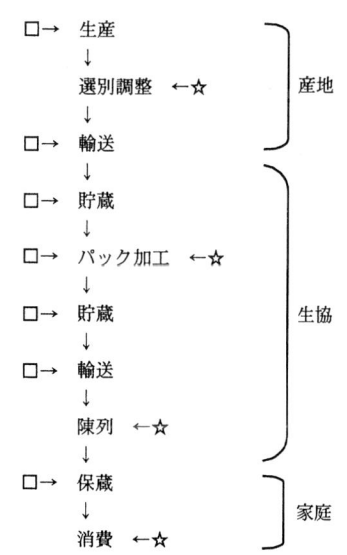

```
□→ 生産
    ↓
    選別調整 ←☆    産地
    ↓
□→ 輸送
    ↓
□→ 貯蔵
    ↓
□→ パック加工 ←☆
    ↓
□→ 貯蔵             生協
    ↓
□→ 輸送
    ↓
    陳列 ←☆
    ↓
□→ 保蔵
    ↓                家庭
    消費 ←☆
```

出所：筆者作成．
注：□は管理と記録，☆は検査・交換．

図 8-3 青果物の生産と流通および品質管理

なように，最終的な消費段階において粗悪品を全く含まないようにするには，適宜適切なポイントで検査をし，粗悪品を交換していればよいのである．

　もちろん購入後に家庭で腐らせてしまうこともあるので，その可能性は除かなくてはならないが，できるだけ最終ポイントに近いところで検査を行えば商品として完全な状態を保てる．それより前の段階で検査しておいても，加工や輸送途中に問題が起こり，そこで不良品が発生してしまうことがある．

　ところが最終段階だけで検査を行うと不良分の混入率が大きすぎて交換ができなくなるおそれもでてくる．したがって重複するかもしれないが，前段階で何回か検査と交換を行ったほうがよいということになる．

　管理が完璧に行われていれば検査・交換は不要になるから，管理と検査とは代替的な関係にあると考えることができる．しかし検査にくらべて管理すべき点の数は多く，管理だけで対応することは実際には不可能である．管理は検査を容易にする，反対に検査は管理を容易にする．現場での対応を観察すると，互いに補完して使われることが多いことに気づく．

4.3　生協版トレーサビリティ

　一般品質を向上させるために，通常，流通途中における産地，中卸業者，ピッキングセンターまたは店舗などで重複して何回も検品が行われている．品質向上はロス率を低めて品質訴求を向上させるので，生協にとって直接利益率に結びつく重大な関心事項である．

　ところが色や形など目視でモニターできる一般品質と違って，残留農薬など簡単にモニターできない安全性に関しては，検品による対応だと限界がある．非破壊検査はできず，サンプル検査とならざるを得ないからである．そこで安全性を向上させるためには，検査手法よりも管理手法の重視が必要となってくる．

　全量検品と同じだけの機能を果たすには，個別管理と個別識別が必要となる．すなわちこれがトレーサビリティである．

　トレーサビリティを構築するには，管理と識別だけでなく，生産や流通に

関わる様々な要素についての記録をとらなくてはならない．フードシステムは，途中にどうしても管理できない領域が存在するので，さまざまな「雑音」が混入するおそれがある．したがって川下で問題が発生したときには，管理されていた領域には問題がなく，それ以外の領域に責任があるということを証明するために，記録が必要になってくる．

　もう1つ記録の要求される理由がある．それは関係者に対して，個別管理を厳格に実施させるインセンティブを与え続けることである．行動が監視されないと，人々は手抜きをしてしまうおそれがある．

　一般品質についても，トレーサビリティを用いて品質向上を図ることが可能である．しかし検品という安上がりな手段がある限り，コストのかかるトレーサビリティを利用することはないであろう．しかしこのことが，一般品質の確保と，識別による安全性の確保との間に矛盾を引き起こすことになる．

　検品をして不良品を発見したならば，その分を補充しなければならない．例えば4個のトマトが入ったパックで考えてみよう．始めにそのパックには1人の生産者のトマトだけが詰められていたとしよう．そのうち1個が腐っていて交換するとき，もしその生産者からの余分なトマトがなくなったならば，誰かほかの生産者のトマトで代用することになる．このような交換をしたならば，パックによって生産者を識別しようとしても，検品過程でその試みは崩されてしまうことになり，トレーサビリティは成立しなくなる．

　安全性を重視して，生産仕様を確認するためのトレーサビリティを確立したくても，一般品質を高めたいならば，厳格な適応をしなくなるかもしれない．現実にはその他流通業者との厳しい競争があるので，一般品質を高めることが優先せざるを得ないからである．トレーサビリティによる安全性の確保には，このような構造的な弱点がある．

　そこで平均的な生協産直では，生産者の厳密な個別識別にまで踏み込むようなトレーサビリティを採用していない．出荷されるときにはコンテナに生産者名を記した紙を挟んであるが，途中で検品作業が行われるとその紙は破棄されて生産物も最終的に混ぜられてしまう．ただし出荷時に生産者を特定

する作業は，一般品質の高い品物を作るインセンティブを与えることになっているので，出荷段階で手間がかかったとしても，生産者名を特定しておく意義は十分にある．

　産地での生産記録にも重要な意味がある．事後検証に情報を提供することだけでなく，記録の手間は厭わないという態度を示すことは，仕様書を理解しそれに基づいた生産行動をとれる生産者であることを証明する手だてになる．このスクリーニングによって，できるだけ優秀な生産者に参加してもらうことができるようになる．

　ところで，このように検査もトレーサビリティも完全なものではないのだが，実は残留農薬が検出されたときに原因を突き止める手段がある．少なくとも産地さえ特定できれば，後は記録を精査したり，しらみつぶしに圃場を検査することで最終的に原因生産者を絞り込むことができるのである．この事後対応は確かに手間が掛かるが，常日頃の生産管理や啓蒙教育を適切に行っていれば，事故が起こる頻度はそれほど多くないはずなので，完璧なトレーサビリティを構築するよりも安上がりなシステムとなる．

　生産方式の事後確認は，産地が小さければ小さいほど容易である．10人くらいの産地ならば何ら問題はないだろう．ところが100人，200人の産地となると，万が一問題が発生した場合にすべての圃場を事後検査するのに相当の時間がかかってしまう．原因を突き止めている間は出荷停止せざるを得ないが，そうすると産地と生協両方に大変な損害が発生する．産直では「顔の見える」関係をつくって，しかもそのレベル内に留めておいたほうがよい．これが生協版トレーサビリティである．

4.4　安全性プレミアムと産地との連携

　農産品の生産において，安全性確保を追求しようとすると，生産物1つ当たりの生産費が確実にアップする．そこには次の2つの要因が作用している．1つは総費用要因である．農薬を使用しないと農作業が非常に手間のかかるものとなり労働費などの生産費用が増加してしまう．もう1つは収量要因で

ある.農薬を使用しないと,病虫害が発生しやすくなり,収穫ができなかったり規格外の品物が多くでてしまうために,ロス率が著しく上昇してしまう.

したがって,産直品はできるだけ高い値段で引き取ってもらえないと生産を続けられない.一般品質の高い商品に対して,消費者は確かに高い値段,すなわち高い支払意思額,を示してくれるのだが,安全性が高いといわれる商品に対しても同様に高い支払意思額を示してくれるであろうか.人々は安全性に高い関心を示しているのだから,安全度の高い商品に対してもちろん高い支払意思額を提示するであろう.しかしそれは「その他の条件が一定ならば」である.安全性が確保されていても一般品質が悪いということになると,せっかく前者の要素で消費者の支払意思額が高まっても,後者の要因でそれが下がってしまう.

このように有機栽培の産直品や減農薬・減化学肥料の産直品だからといっても,確実に高く売れる保証はない.一般品質と安全性をどのように組み合わせればよいのかを考えてみよう.

図8-4は,消費者の品質指向と生産上のトレードオフとを重ねて描いたも

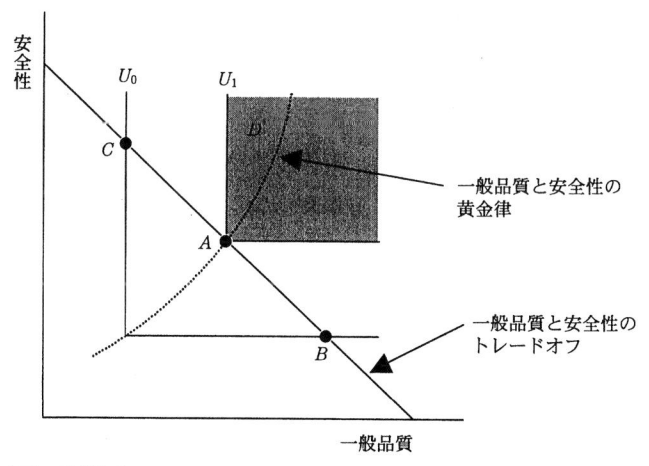

出所:筆者作成.

図8-4 品質間のトレードオフ関係

のである．生産現場において産品の安全性を高めるには，一般品質をある程度犠牲にせざるを得ない．図中ではそのことを簡略に右下がりの直線で表している．消費者の品質指向に関して，人々はある満足度を得るために安全性や一般品質の面で譲れない水準があると仮定する．そのような場合，一定の満足度 U_0 を得るための一般品質と安全性の品質間の組み合わせは，図中の矩形で示される．原点から遠い方が満足度は高いと考えられるので，U_0 より U_1 の方が大きい．U_1 の内側の領域 D は，さらに高い満足度を達成する品質の組み合わせとなっている．矩形の頂点を結んだ線は，一定の満足度を前提にしたときに最も望ましい安全性と一般品質の組み合わせを表す一種の黄金律である．

現状の一般品質と安全性との組み合わせが，点 B であったとしよう．その時の消費者の満足度は U_0 である．そこでより安全性を高める商品政策を実施すると，安全性が高まり一般品質が低下する．その結果，品質の組み合わせは点 A にまで移動する．人々の満足度は U_1 に向上し，この取り組みは評価されるであろう．ところが，そこからさらに高い安全性を追求すると，点 C に組み合わせは移る．しかしそうなると一般品質が下がりすぎるので，満足度は U_0 に戻ってしまう．

以上のことから導かれる結論として，最も望ましい品質の組み合わせは，生産上の品質トレードオフの線と黄金律ラインの交点に設定することなのである．一般的な消費者は，無農薬・有機農産物の品質を点 C のように感じる可能性が高い．しかし無農薬・有機農産物を強く求める消費者は点 A と感じるであろう．

一般品質に対する関心が強いかぎり，単に安全性だけに特化した商品政策をとることは間違いだということになる．産直品の商品政策は，消費者の考える一般品質と安全性の黄金律を探る必要がある．もちろんこの黄金律は人によって異なる．黄金律の水準に応じた消費者の数がどのくらい存在するのかの見積もりも，同時に行わなければならない．質と量の両面について評価が固まれば，産直品に対して高い支払意思額を示してもらえるような製品差

別化に成功する．アンケートに見られる苦情内容や取り組みから推測するかぎり，今のところ産直品は一般品と比べて不完全にしか差別化されていないようである．

第2章で述べたように，品質評価はそもそも主観的なものであるが，安全性（危険性）に対する評価すなわち支払意思額は次の3つの要素によって決定されている．それは，①農薬が残留しているかも知れないと思う主観的確率，②農薬が残留していると被る危害の大きさ，③危害を受けることを避けたいと思う気持ちである．

①の農薬残留への疑いの度合いは，産地そして提供する生協への信頼によって決まる[7]．日常的な取り組みの内容や産地情報の提供，そして産直交流はこの信頼度を高めてくれる．

②の危害評価は，客観的な部分と主観的な部分からなる．世間を騒がす事故が発生したり，メディアがキャンペーンを繰り広げたりする時期には，この評価額が跳ね上がる．

③の危険回避度は，個人によって大きく異なる．所得によって違うであろうし，人生のステージによっても違うであろう．もちろんこれも世間の動向によっても大いに左右される．人々がみな不安になればなるほど安全性へプレミアムを支払う気持ちが高まるが，もちろん売り込むために不安をあおるような行為は決して望ましいことではない．

5. 産直契約の経済モデル[8]

5.1 農家の意思決定

残留農薬フリーという安全性を消費者に対して確保するには，どんなことがあっても絶対に農薬を撒かないと決めてしまえばよい．しかしそのときに品質が著しく劣化するかも知れないし，または最悪の場合には収穫できなくなるかも知れない．このオプションの社会的コストは大きい．

一般の農家は，減農薬・減化学肥料などの特別栽培品の生産になかなか踏

み切らない．特別栽培は農薬を利用しないために慣行栽培にくらべて病虫害の発生する確率が高く，危険回避者である農家は当然これを嫌う．しかも慣行栽培ならば農薬を撒けばすむような病虫害対策のために，相当な追加的労力が必要になるから，その分だけ特別栽培品の収益率は低くなってしまう．

特別栽培が行われるには，どのくらい予想収益が高くなければならないのだろうか．考察のために，まず特別栽培の収益 B^o の期待値と慣行栽培の収益 B^c の期待値の格差を，有機プレミアム $\rho = E(B^o) - E(B^c)$ と表すことにする．$E(x)$ は x の期待値である．

単純化して考えるならば，特別栽培を開始する条件は，その収益の確実同値額 certainty equivalent（リスクコストを除いた期待収益）が慣行栽培の収益の確実同値額を上回っていることであろう．式であらわすと次のようになる．

$$E(B^o) - \frac{1}{2} r Var(B^o) > E(B^c) - \frac{1}{2} r Var(B^c)$$

左辺が特別栽培からの収益の確実同値額，右辺が慣行栽培からの収益の確実同値額である．なお $Var(x)$ は x の分散，r は絶対的危険回避度である．さきほどの有機プレミアムを使ってこの式を整理すると以下のようになる．

$$\rho = E(B^o) - E(B^c) > \frac{1}{2} r \Big(Var(B^o) - Var(B^c) \Big)$$

すなわち両栽培法の期待収益の差が，収益の分散の差に絶対的危険回避度を乗じて2で割った値より大きければ，農家は特別栽培に踏み切ると考えられる．したがって危険回避度が小さい，すなわちリスクに対して比較的タフな農家であるならば，特別栽培を行う可能性は大きくなる．一方，同じ期待収益水準であっても，技術力の高い農家はその収益の分散値が小さくなるだろうから，やはり特別栽培を志向しやすいと予想される．

ところで圃場条件が許せば，特別栽培と慣行栽培を両方行うことも考えるかもしれない．それは特別栽培と慣行栽培とのリスクが統計的に独立であるか，あるいは負の相関をもっているならば，リスク・シェアリングが可能に

なるからである．しかし同一の農作物だと，特別栽培と慣行栽培のリスクは正の相関をもつ可能性が高い．なぜならば天候条件は，程度の差はあるにしても，どちらの収量にも同じように影響を及ぼすであろうし，また特別栽培品の価格は慣行栽培品の市況に大きく左右されるからである．したがって同一作物について両栽培法を混在させることは，リスク・シェアリングという観点からすると適当な判断とはいえない．

5.2 特別栽培契約の背景

これまで，流通業者との直接契約によるルートでしか特別栽培品は流通させることができなかった．一般の卸売市場では，特別栽培品としての流通ルートは確保されていなかったし，それゆえ特別な価格をつけられることもなかったからである．これらの農産物を特別に扱える契約販売ルートが登場して初めて，上記の有機プレミアムが農家にとって現実のものとなった．

消費者は，安全な特別栽培農産物に対して，通常の農産物よりも高い支払意思額をもっている．もし流通業者が危険中立的であるならば，消費者の支払意思額の高い分がそのまま有機プレミアムとして生産者からの買い取り価格に加えられるであろう．しかし，もし流通業者が危険回避的であるならば，その引き上げ額は圧縮されてしまうことになる．

特別栽培は長期的な契約にすることが望ましい．農薬未・低利用を継続されなければならないし，圃場条件の整備や生産技術の習得を考えると長期的な視点に基づいた農法の転換と特殊な投資が必要となるからである．特別栽培から慣行栽培に戻ることは簡単であるが，いったん戻すと特別栽培への復帰は容易ではなく，それまでの投資や努力が無駄になってしまう．その意味で特別栽培への投資は，資産特殊的な性格をもっていてサンクコストになってしまうから，農家に対して退出障壁を形成しがちである．

したがって，特別栽培契約では，常にホールドアップ問題の発生するおそれがある．すなわち買い手側である流通業者が，契約を締結した後で機会主義的行動をとって，売り手側の農家に不利な条件の改訂を迫るかもしれない

のである．ホールドアップ問題の懸念がある限り，農家は特別栽培へ転換することを躊躇するであろう．

買い手であろうと売り手であろうと機会主義的な行動をただすには，状況に応じた事前の詳しい取り決め（完備契約）を締結しておく必要がある．しかし限定合理性が存在するために完璧な事前の契約を取り結ぶことは不可能であるから，ほとんどの場合で不完備契約の状態のままになっていることは，先のアンケート結果からも明らかである．

特別栽培契約の条項でもっとも不完備契約的だと思われる部分は，出荷価格の決定方式である．すでに観察したことだが，産直青果物の仕入価格は数週間単位やシーズンで値決めを行っている．最低価格保証制をとっているケースもあるが，しかし一般農産物の市況が乱高下するようになると，ほとんどの場合に生産者と協議して価格改訂を行うようになる．卸売市場の価格に連動させて，その上乗せ分は協議して決定するのである．店舗販売だと両者の比較が常に行われるので，価格改訂の必要度が高くなる．

5.3　試行的取引から安定調達への転換

生協産直で産地が大きくなり，数多くの農家と契約を締結するようになると，どうしてもコーディネーション・コストが大きくなってくる．わずか数戸の農家だけからの出荷では十分な販売量を確保することができないから，生協側は相当数の農家をとりまとめて産地化させようとする．しかし参加農家が多くなると，様々な意向を持つ農家が混在するために，出荷量と出荷時期の調整が格段に難しくなる．何ら制約を付けずに全量買い上げ保証を農家に約束するならば，産地側の好き勝手な栽培を誘発してしまうことは確実で，一時に大量に入荷するおそれがでる．時期的に分散した出荷を行うことは，消費者の満足を向上させるためにも必要であるから，コントロールの方策を探らなければならない．

日々の買い入れ上限を設定するならば，農家の栽培計画を強く誘導できるだろう．しかし青果物の場合に毎日の出荷量は期間中の天候に大きく左右さ

れるので，人為的なコントロールを完璧に行うことは不可能である．

　日毎の出荷制限量をオーバーした分をすべて生産側の責任で処分させるならば，全リスクが農家に押し付けられることになり，危険回避的な農家にとって契約への参加誘因は著しく低下してしまうであろう．やはり生協側が主に変動リスクをかぶらざるを得ない．実際に農家に最低限守ってもらっていることは，圃場ごとの計画的な播種と安定した日常的な肥培管理の実行である．この内容を遵守しているかどうかを監視することは，それほど難しいことではない．

　産地と生協の契約内容は年々変化していて，かつて全量買い取り保証や生産費価格補償がされていても，徐々に週別の出荷義務の履行や市場連動型買入価格へ移行していて，農家にとって厳しい契約内容になりつつある．有機農産物がまだ珍しいうちは，できるだけ増産するように刺激を与えることが重要であった．また有機栽培方法は農家にとっても新しい技術であったから，手探りで生産を進めざるを得ない時期には，生協側がセットアップにかかる相当の費用をリスクコストという形で負担していたのである．しかし市場が成熟しつつある現在では，産地側にリスクコストの応分の負担が要求されている[9]．

　このように生協は，「参加制約」に留意しながらも正しい「誘因制約」を農家に与えるように契約内容を工夫していかなければならない．そこでは，産地と生協との間でどのようにリスクコストを負担しあうかがポイントになるであろう．

　複数の産地と契約することは，生協にとってリスクコストを削減する重要な手段となる．ある産地の作柄が不調で出荷量が少なくとも，他の産地でカバーできるならば，出荷できなかった産地にペナルティーを課さなくてすむであろう．このような対策がとれるならば，生協側がリスクコストを負担しやすくなるはずであり，その結果，有機栽培契約を増加させることにつながるであろう．一方，産地が複数の出荷先と契約するよう生協から勧められているが，これも生協側のリスク・シェアリング対策の一環である．

5.4 トレーサビリティの確保

特別栽培契約をデザインする際に、もう1点留意しなければならないことは、いかに特別栽培方法を遵守させ続けるかである。そのコストは、ゼロというわけにはいかない。そして生産仕様を産地に守らせるための誘因制約は、出荷調整の時のようなリスクコストの配分を見直すことだけでは、与えることができないのである。

すでに指摘したように特別栽培品の生産では、隠れて農薬を使用し収量を安定させたいという誘惑が常に存在する。これは契約後の農家側の機会主義的行動の1つであるが、そのような可能性が取り沙汰されるのは、栽培契約が不完備契約だからである。しかも現実の産直では多数の農家が共同出荷しているから、違約行為が見つかる可能性は小さい。このような予想が農家を機会主義に走らせることになる。

もし生産量に関係しない定額支払い契約を結ぶならば、農薬使用の誘惑を断ち切ることも可能かもしれないが、しかしそれでは生産の誘因制約が働かなくなるので、安定した出荷量に誘導することができなくなってしまう。

したがって、特別栽培を正しく継続させるには、違約行為の監視方法を工夫しなければならない。ところがほとんどの生協産直では出荷後のサンプリング検査と記録が義務化されているだけである。現実のサンプリング数はわずかだから、1, 2戸の農家が違約した程度ならば、検査によってそれを発見できる確率は非常に小さい[10]。ところがそうなると、すべての生産者が違約行為を志向すると予想されるので、逆に少ないサンプル検査でも確実に発見されてしまうから、結局、違約行為は断念されるであろう。そして、再び1人だけ抜け駆けする利益のあることが、意識されるようになってしまう。

このような予想の循環を断ち切って違約行為を効果的に抑止するには、違約が発見されたときのペナルティーを十分に大きくしておかなければならない。しかし現実の運用では、違約行為に関するペナルティーの大きさは、それほど明確にはされていないのである。許容水準を超える農薬残留、失効農薬の残留、登録外農薬の残留など、違反農薬が検出された場合は、とりあえ

ず産地全体の取引が停止されて詳細な検査が行われる．アンケートによれば，その後の対応について事前の取り決めがないことが多い．

　違反が検出されば，後はしらみつぶしに圃場を検査することで農薬利用の痕跡を見つけることができる．サンプル検査では違反発見の確率が低いかもしれないが，いったん発見されれば確実に原因者が追及されるから，抑止力として効果的に作用しているようである．産地のなかには，自ら違反した農家を公表することもある．

　農家の相互監視は，抑止の手段の1つになっているかもしれない．隣地との距離が近く圃場が入り組んでいるから，となりの農家の農薬散布に対して互いに敏感にならざるを得ない．違反行為は，すぐに周りの農家に発見されてしまうであろう．また産直3原則の1つである「生産者と消費者との交流」も有効な抑止力の1つになっている可能性も指摘しておこう．産直3原則は特別栽培手法を遵守させるための基礎になっているのである．

6. おわりに

　特別栽培農産物の供給問題を，大規模な流通に成功している生協の産直を素材に理論的な検討を進めたが，ここで用いたフレームワークは，それ以外の個別グループの産直事例にも適用できると考えている．

　生協の産直活動を品質管理という観点から評価してみると，生協産直3原則が組み合わされば，トレーサビリティの要素を持ちうることが明らかになった．あらためてその要件を確認すると次の通りになる．

①産地とそこに関わる生産者の限定
②生産内容の特定
③産地との信頼の醸成

　安全性も含めた品質の向上に結びつけるためには，3原則を手段とした情報の管理，検証，そして提供を常に心がける必要があるだろう．例えばどこで生産されたかだけを知ったとしても，消費者にとってそれは何ら価値のな

い情報である．そのことに，採用された生産方法，そしてそのルールが破られていないことの確証などが付け加わって初めて有益な情報となる．単なる産地表示は見直す必要があるだろう．

特別栽培品は，慣行栽培の農産物から差別化された商品であるが，高級メロンのような通常の差別化商品とは経済的意味が異なるため，今のままでは，卸売市場を中心とする流通システムで扱うことは難しい．市場流通では特別栽培品の差別化の内容，すなわち減農薬や減化学肥料であることを客観的に確認できないからである．

生協産直や産消提携と呼ばれる特別なフードシステムを中心に特別栽培品の取引が行われているのは，それらのシステムだと生産仕様の確認にかかる取引費用を最も節約できるからである[11]．産直品を補填するために生協は卸売市場からも調達しているが，もちろん厳密な代替品にはなり得ていない．

化学物質の投入をより少なくした農産物を供給していくことは，社会的にみて明らかに望ましいことだと思うけれども，しかし大規模に流通させるための制度を整備しておかなければ，普及はままならず，その社会的便益を実現することはできない．確認・識別の取引費用を安くするために，広く認知された有機認証制度の確立がまたれる．有機JASラベルと第三者認証制度がその候補である．通常の農産物における規格・等級と同じように，これらの有機認証が一般的に利用できるようになれば，特別栽培品を卸売市場でセリ取引することも決して不可能ではない．

認証制度が始まっても，これまで通りの契約型の取引が続けられている．有機認証にはかなりの費用がかかる一方で，従来の確認方法によるコストは相対的に少なくてすむからである．売り手と買い手の信頼関係が構築できるならば，有機認証は必要とされない．しかしその手法で特別栽培農産物の量を拡大することには，限界があるだろう．

生協版トレーサビリティ制度は，農家に特別栽培方式を継続させる誘因制約を与えている．他方，個別の生産農家を識別できるように，名札やシールを農産物の袋に貼付するか封入する例が多くなってきた．それによって確か

第8章 生協産直の経済分析   193

に高い水準のトレーサビリティは実現されるが、しかし有機農産物の安定供給体制としてここまでする必要があるだろうか。生協版トレーサビリティのように、栽培仕様をしっかりと指定して、あとは原産地確認と規制手段を効果的に併用するだけで十分な安全性は確保できるのではないか。消費者は、生産者の顔写真を通して、農村の雰囲気を享受しているだけかもしれない。情報コストが社会的に浪費されていないか、検証する必要があるだろう。

注

1) 本稿と同じ視点から有機農産物について論じた文献として、飯国 [1992] をあげておく。また安全性と品質の問題については本書第2章の整理を参照のこと。
2) 詳しいアンケート結果については、日本生活協同組合連合会 [2000] を参照のこと。なお筆者は同アンケートの調査検討委員として実施・分析作業に参加した。
3) 第5回生協産直調査によると、食品総供給高の45%は店舗、55%は共同購入による売上げであった。
4) ガイドラインは『生協産直がめざすもの―1999年農産産直のガイドライン―』1999年2月、『生協農産・産直基準2001年版―生協産直の安全性と信頼の確立・強化のために―』2001年2月などがある。ここでの引用は、99年版のものである。
5) 農産産直ガイドラインの最後には、全国の生協でほぼ共通している「チェック項目」と「農産産直の仕様書・書式項目」が示されている。
6) 量販店PBが進展しないわが国で、例外的に生協はPBが多い。しかしそれでも世界で最も量販店PBが進んでいるイギリスの状況には及ばない。量販店PBの経済問題については、Cotterill [1997] らによるAgribusiness誌の特集論文を参照のこと。
7) 量販店で購買することの方が多くなった。この場合の消費者の行動は、次のような2段階に分解して分析されている。すなわち、まず購買店舗を選択してから、次にその店舗に並ぶ商品を選択するというものである。安全性の高い商品を中心に幅広く揃える商品政策を採用する店舗の場合には、安全性に高い関心をもつ顧客が主にその店舗を選択することになる。Thompson and Kidwell [1998] は、このような観点から有機農産物の消費行動分析を行っている。そこでは外観要因がもつ需要へのネガティブな影響、有機農産物と慣行農産物の価格差の需要への反応、家計属性と有機栽培品需要の関係などが、計量経済学的に分析されている。なおこの研究では、高学歴・高所得の家計は有機農産物をそれほど志向しないという結果となっていて、一般の認識とは異なっている。これまでの研究はいずれも特定の地域でのサーベイデータをもとにしている。地域の特殊性が結果を大き

く左右しているのかもしれない．
8) 以下では，契約の経済学のフレームワークに従って，特別栽培品の生産と契約について考察を行う．そこで採用される理論的フレームワークは，ミルグロム・ロバーツ[1997] 第4章から第7章の内容に依拠している．
9) 野見山[1997] 第4章が，具体的な産直の姿を描きながら，包括的な整理を行っている．リスクが発生する要因としては，数量変動と価格変動の2つがある．価格変動に関しては，たとえば価格保障基金を導入するなどの試行錯誤が各地で行われている．なお増田[1997] が紹介しているおおや高原有機野菜部会とコープこうべの間で交わされた契約内容の変遷も参照されたい．
10) サンプリング方法は，産地からの提出67%，流通段階での抜き取り53%，店頭での抜き取り36%，共同購入センターでの抜き取り28%，特定の生産者を指定した抜き取り14%（複数回答）となっている．
11) 取引費用の観点から農産物流通を体系的に論じた文献として，佐藤[1998] を参照されたい．同著第3章におけるスーパー主導型産直によるプライベートブランド商品開発に関する考察は，本稿の議論を補完する内容を含んでいる．

第9章 HACCPの経済分析

1. はじめに

 95年5月に食品衛生法及び栄養改善法が一部改正されて（食品衛生法第7条の3），翌年に「総合衛生管理製造過程による製造の承認制度」（いわゆるマル総）が96年5月に施行された．これによって，わが国にHACCP（危害分析・重要管理点）システムを基礎とした食品の衛生管理方式が，法的に確立することになった．
 本章の目的は，このHACCP方式の意義と評価について経済学的な考察をすることにある．すでに多くの技術的な解説書が参照可能であるが，生産プロセスごとに衛生管理を行うことがHACCP方式の特徴であることから，食品の種類だけ様々な説明書が存在する．HACCP管理は食品の特性に左右されるものであり，経済学的観点からみてそれぞれが興味深い論点を含んでいるのだが，ここではそれらについての具体的な記述は避けることにして，手法全体に共通する要素を明らかにしていきたい．

2. HACCP制度の構造

 HACCP方式による衛生管理アプローチは，従来の手法と全く異なる．これまでは最終製品から抜き取り検査をして安全性の確認をしていたが，HACCP方式は，食品製造工程で危害が混入するおそれのある重要管理点

```
┌─────┐──▶┌─────────────────────────┐
│ HA  │   │  CCP 重要管理点          │
│危害分析│  ├─────┬───────────────────┤
└─────┘   │ PP  │ SSOP 衛生標準作業手順│
          │一般衛生├─ ─ ─ ─ ─ ─ ─ ─ ─ ┤
          │管理事項│ GMP 適性製造基準   │
          └─────┴───────────────────┘
```

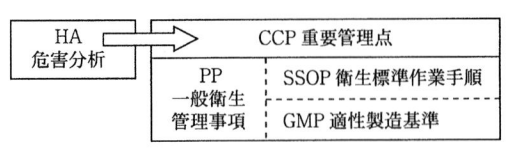

注：筆者作成．

図 9-1　HACCP 方式の構造

を管理，監視，記録することで，格段の衛生水準の向上を図るのである[1]．

もう少し詳しく，HACCPの構造を説明するならば，図9-1のように，(a)一般衛生管理事項PPの整備，(b)危害分析HAの評価，(c)重要管理点CCPの特定から構成される．

HACCPシステムの具体的な導入は，次の7原則12手順に従って行われる．

① HACCP 専門家チームの編成
② 製品説明書の作成
③ 意図する用途，対象消費者の確認
④ 製造工程一覧表（フローダイアグラム）の作成
⑤ フローダイヤグラムについての現場検証
⑥ 危害分析（Hazard Analysis）の実施：危害の評価と防除措置の確認［原則1］
⑦ 重要管理点（CCP: Critical Control Point）の設定［原則2］
⑧ CCPの管理基準（CL: Critical Limit）の設定［原則3］
⑨ CCPにおける監視方法の決定［原則4］
⑩ 修正措置（Corrective Action）の事前設定［原則5］
⑪ 検証方式の設定（HACCPが作動しているかどうかの照合）［原則6］
⑫ すべての記録保存方式を文書化［原則7］

一般衛生管理事項（PP: Prerequisite Program）は，HACCPを実施する前にまず整備すべき衛生管理事項である．それは設備や機械の洗浄・殺菌，保守管理，従業員の衛生管理，用水の衛生管理などだが，十分な衛生管理が実

第9章　HACCPの経済分析

施されていないと考慮すべきCCPが非常に多くなってしまう．通常の衛生レベルとHACCP思考の衛生レベルの格差は各企業の実態によって異なるから，その企業のPPの達成度合いにより必要とする安全コストは違ってくる．

PPは大別すると適正製造規範（GMP: Good Manufacturing Practice）と標準衛生管理手順（SSOP: Sanitation Standard Operation Procedure）からなるとされる．GMPをPPそのものとしたり，逆にSSOPをPPと位置づける解説もある．

それぞれの機能分担の解釈としては，①GMPをPPにおけるハード対策，SSOPをソフト対策とし，②GMPは作業の前提となる基礎的な管理手法，SSOPは具体的な管理手法の設定だとする[2]，2つのアプローチが存在する．

いずれにしてもPPは次の6つのポイントからなる．
①工場とその周辺（工場の周辺，建物，手洗，水質検査）
②搬入，検収，貯蔵
③機械器具，設備
④従業員の訓練計画
⑤サニテーション重要個所
⑥リコール安全回収システム

重要なことは，危害分析HAとそれに基づいた重要管理点CCPの特定，そしてそれぞれのポイントにおける管理基準の設定である．この一連の作業が適切であるかどうかが，HACCPの有効性を左右することになる．

管理基準CLとは，危害を管理する上で許容できるかどうかを区別するモニタリングパラメーターである．CCPの管理は迅速性が絶対条件となるから，食品の流れの中でリアルタイムの監視が必要である．微生物汚染や増殖に直接関係する物理的／化学的測定または官能検査の中から，適当な方法を利用する．例えば，温度×時間，pHの変化測定，洗浄と消毒の状況，水分含量，水分活性値，滴定酸度の測定などである．

3. HACCP制度の経済学的考察

3.1 製品の規格と経済効率性

　消費者は高い安全性や衛生水準を強く求めるが，守られないことがままある．安全や衛生を左右する行動の多くは消費者側から観察することができず，たとえ違反をしても痕跡を残さないことが多いからである．しかも違反行為をしても，それが必ずしも人々に危害を及ぼさないこともあるという事実が，ますますモラルを低下させてしまう．適切な安全・衛生水準を遵守させるためには，経済的システムの工夫が必要になってくる．

　HACCP方式は，食品工学的にも経済学的にも革新的で効率的な手段だといわれている．HACCPの機能として，次の3点が認められている．すなわち，①個々の安全性レベルの向上，②公的機関の検査業務の削減，③国際規格として国際協調の進展である．これまでの規制手段とは異なる，重層的な役割を果たすことが期待されている[3]．

　HACCPの特徴は，仕様規格，性能規格という，2つの性格を同時に有するハイブリッド規格になっていることである．

　HACCP方式をもう少し詳しく説明しておく必要がある．HACCPは，HAによって危害特性要因図とよばれる一種の樹形図を作成して，それをもとにCCP管理を行っている．CCPはプロセスごとに把握されるものであり，各プロセスについて中間製品の性能規格を設定してそれの連鎖構造としてシステム化している．したがって，HACCPは製造法を特定する仕様規格のようにみえるが，しかし個々のプロセルごとにとらえるならば性能規格になっているのである．

　性能規格と仕様規格の折衷案であるのは，食品の製品としての特殊性のためである．単なる性能規格であればエンドポイントでのサンプル検査によって判断すればよいのだが，それはそれほど有効な手段とはならないだろう．なぜならば，①性能を客観的に測定する信頼できる手法が少ない，②問題が

起こる確率が極めて低い（しかしたとえ低くても人的被害に直結するので看過できない）ので，概してサンプル検査に適さない，③最終製品は変質しやすいので適切な時間以内に検査を行うことができないからである[4]．

性能規格と仕様規格には，それぞれの強みと弱みがあって，運用の違いで「強み」の活かし方が異なってくる．EUとアメリカとではHACCPの導入の仕方が異なっていたと言われていて，EUは製法のガイドラインを特定しなかったが，アメリカは明確に規格を特定する傾向にあったという．どちらかというとEU/HACCPは性能規格，アメリカ/HACCPは仕様規格の面が強いということになる．

HACCPシステムの特性として次の2点を指摘しておきたい．第1に，衛生管理を行政管理から民間部門に担当させるように規制緩和の手段として機能しうることである．ISO制度と同じく，適合性評価制度が適用可能なフレームワークとなっている[5]．したがって，衛生水準向上に競争原理を利用するようなインセンティブスキームが導入できるであろう．

第2に，費用便益分析を可能にするシステムだということである．効率的でコストができるだけ掛からない衛生管理にできるならば，社会的な利益となる．もしコスト高であったとして，その原因が分からなければ，パフォーマンスの改善は望めない．HACCP手法はプロセスを分割し，CCPを特定化し，管理基準CLを明確にしているから，費用構造を分解して分析することが可能となる．また危害要因の縮減についても，構造的な把握ができるようになる．

ところでHACCPの普及にとって，PL法により過失責任原則から無過失責任原則へと転換したことの意味は大きい[6]．食品にPL法が適用された結果，食品製造業者が事故を起こしたときの責任のあり方がより厳しく問われることになった．しかし加害物が特定されたとして，それがメーカーでの汚染が原因かもしれないし，流通段階の2次汚染が原因かもしれない．関連部門は，自らの関与でないことを立証するためにも，HACCPによる記録は有効に利用できると考えている．

3.2 HACCP製品の市場分析

衛生水準が変化して費用が増加したり価格が上昇したりすると,供給者の行動は複雑に変化することになる.HACCP製品の需要と供給の相互関係について検討しよう.

以下のモデル分析では,限界費用関数を $MC(Q;H_i,T_k)$ と想定しよう[7].任意の衛生水準 H_i,技術 T_k において,限界費用は生産量の増加とともに逓増すると仮定しよう.ここで供給者は,競争市場の下,製品価格と限界費用が一致する点で生産するという通常のミクロ経済学の想定の下で議論を行う.なお $P(H_i)$ は P_i と略記する.

(1) HACCP製品の価格

高い衛生水準で生産すると費用が余計にかかるから,限界費用曲線は上方にシフトすると考えられる.高い衛生水準のもとで生産された製品に対して,供給側は高い価格での取引を期待するし,実際,市場では高い価格がつくのが一般である.限界費用曲線のシフト幅,衛生水準の違いによる価格差に左右されることだが,図9-2は衛生水準の向上が生産量の減少($Q_L \rightarrow Q_H$)を引き起こす例である.

ここで3つの状況を想定する.①旧技術 T_L を利用して,低い衛生水準

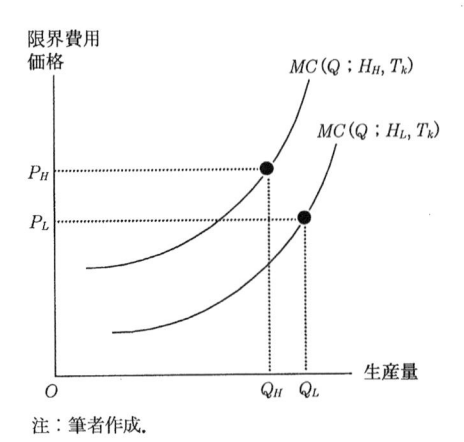

注:筆者作成.

図9-2 衛生管理方式の変更による供給変化

H_L での生産を行う．②旧技術 T_L を利用して，高い衛生水準 H_H での生産を行う．③HACCP 技術 T_H を利用して，高い衛生水準 H_H での生産を行う．技術の制約，衛生水準向上にかかるコストを考えると，通常の生産領域で同一の生産水準（Q^*）であるならば，以下の関係が成り立つと考えるのが妥当であろう．

$MC(Q^*; H_H, T_L) > MC(Q^*; H_H, T_H) > MC(Q^*; H_L, T_L)$

衛生水準を向上させるには，今まで以上の限界費用が必要となるのだが，HACCP 方式を利用すれば，旧衛生管理技術で対応した場合よりは大きなものにならない．旧技術で対応すると無理を重ねなければならないために，相当のコストアップになると考えられる[8]．

図 9-3 の状況では，前図と同じく衛生水準を引き上げた時，それによるコストアップがあまり大きいので，たとえ高い価格で販売できたとしても，生産量を低下させるように作用してしまう（点 A→点 B）．

しかし，そこで HACCP のような新技術が利用可能になれば，コストアップを抑えることができる．価格上昇による増産効果が働いて，より衛生水準の高い製品を増加させる可能性がでてくる（点 C）．ただし衛生条件の違いによる価格差がそれほど大きくなくて，例えば P'_H 程度に抑えられたならば，減産を引き起こす状況も考えられる（点 D）．言うまでもないが，市場

注：筆者作成．

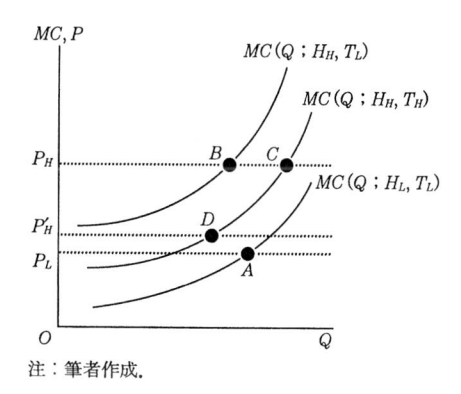

図 9-3 衛生水準および管理方式と供給量の決定

でつけられる HACCP 製品の価格水準が，供給量を大きく左右するのである．

(2) 消費者行動と HACCP 製品供給の可能性

通常の製品と高衛生規格（HACCP）の製品を比べれば，その他の条件が一定のもとで，消費者の支払意思額は HACCP 製品の方が高くなるであろう．どのような価格設定が行われるのかについて以下で考察しよう．そしてその過程で，その製品を識別するための認証制度や表示制度を取り込んだ市場の発達の難しいことが明らかになる．

HACCP 製品が，認証制度やラベルを利用して，通常の商品と区別されていたとする．その場合に HACCP 製品は製品差別化できる．差別化された市場が確立されたならば，異なった価格をつけることが可能であろう．通常製品と HACCP 製品は互いの市場が異なっているわけであるが，以下の図では両方の需要曲線を同じ座標上に描いてある．

結論を先取りするならば，通常製品に対する需要 D_L と HACCP 製品 D_H に対する需要とを比較してみたとき，図9-4のように完全に HACCP 製品への需要が上回っているならば，その製品を識別するための認証制度や表示制度を取り込んだ市場の発達していくことが期待できる．

しかし図9-5のように，HACCP 製品への需要が限られている場合には，そのような市場の発達しないおそれがある．ほとんどの人は，通常製品が衛生的に製造されていると信じ，特別のことがない限り重篤な危害を起こすことはないと予想している．もちろん特別に高度な衛生管理をすることを嫌うことはないだろうが，それに高い価格を支払ってまで購入したい消費者の数は，限られていると考えるのが現実的であろう．したがって HACCP 製品の需要曲線は，通常製品の需要に比べて非弾力的であり，相対的に需要量は限られていて，しかもある数量を超えると需要は消滅してしまうと仮定する．

次いで供給曲線を検討しよう．競争的市場では，限界費用曲線が供給曲線となる．通常製品の限界費用を MC_L，HACCP 製品の限界費用を MC_H としよう．高い衛生管理を行うためには，いずれの生産量においても MC_H の

第9章　HACCPの経済分析

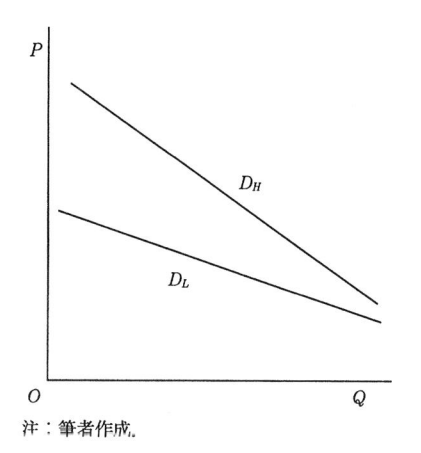

図 9-4　HACCP商品市場の発展が期待される場合

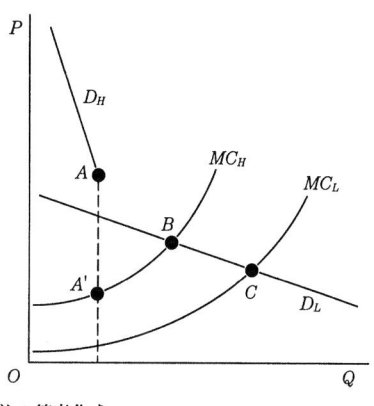

図 9-5　HACCP商品市場の発展が期待されない場合

方が上にあると仮定している.

　市場価格は需要曲線と供給曲線の交わる点で決まるのだが，完全に製品差別化されているならば市場が異なるのだから，通常製品とHACCP製品は，別々に取引されて，異なった価格がつけられる．それぞれの製品の価格には，それぞれの需要・供給曲線が対応する.

　HACCP製品の価格は，需要曲線の端点，点Aから点A'の間に定まるであろう．存在する需要ぎりぎりの点で生産を止めたならば点Aとなり，ほんの少しでも追加すると点A'にまで急落することになる．一方で通常製品は点Cが市場均衡点であるから，場合によっては，価格の逆転現象が起こる可能性がある.

　しかし点Aでも点A'でも，この想定は非現実的であり，この状況が続くとは思われない．なぜならば，もし点A'の価格で販売していたならば，HACCP商品であっても通常の商品として販売してしまった方がより高い価格で多くの量を販売できるからである．その場合に市場均衡点は点Bとなる．また，点Aで販売していると，限界費用と価格が乖離していて販売量も限られているので，供給側は価格が安くなってもよいから点Bまで販

売量を増やそうとするであろう[9]．通常商品もHACCP商品も衛生管理規格以外の品質（栄養，味など）については全く同じだと考えているので，消費者は問題なくそのような販売条件を受け入れるであろう．その場合の市場均衡点も点Bとなり，先ほど検討したHACCP価格よりは高い値段がつけられる[10]．

ところでこの対応は供給側として最善のものではない．技術的にMC_Lの供給曲線を利用できるならば，そちらの方が利潤を多く獲得できるからである．その結果，HACCP製品は出回らないことになる．そして高い支払意思額を表明する消費者がいるにもかかわらず，その市場にはHACCP製品は供給されないことになる．

このように，たとえ認証制度などでHACCP製品を差別化できたとしても，市場が成立しない状況が起こるかもしれない理由は，需要に比べて供給が過剰となった場合である．通常製品の需要曲線とHACCP製品の需要曲線との関係が図9-4のようであるならば，HACCP製品を供給するインセンティブが成立することは，これまでの議論から明らかであろう．消費者に正しくHACCPの意味を伝え，正しく評価してもらえるような啓蒙活動をして需要を喚起させなければ，たとえ認証マークだけ定めても普及しないことになる．

4. HACCP手法の費用便益

4.1 リスク分析

衛生管理対策による便益は，危害発生を防ぐ，危険を回避する，もしくは死亡率を下げるといった形で実現する．危害がもたらす被害の推定は，予測微生物学などを基礎にしたリスク評価によって明らかにされる．この被害を回避することが，便益として把握されるのである．

リスク評価は4つの作業から構成される．すなわち，①危害同定（Hazard Identification），②暴露量評価（Exposure Assessment），③危害特性描写

(Hazard Characterization),④危険特性描写(Risk Characterization)である[11]．

危害同定では，アセスメントの対象となる病原体または病原体と食品の組み合わせを特定して，その危害の現れ方を明確にする．HACCP分析では手順6/原則1に相当する．

暴露量評価では，汚染された食品中に含まれる病原体の個数の確率を明らかにする．そこではフードチェーンの各段階における汚染菌数や頻度も分析される．

危害特性描写では，摂取された個数の病原体が，どのくらいの確率でどの程度の疾病を引き起こすかを予測する．そこでは病原体要因だけでなく，宿主要因（感受性集団）も検討される．

衛生管理の向上が危害発生を抑えるということを，図9-6で説明しよう．衛生管理水準によって異なる危害発生パターンはポアソン分布を仮定している．ポアソン分布は，自動車事故など発生が稀な事象の確率分布を表すのに適していると言われている．この図の曲線は確率密度関数であるから，ある危害水準（例えば人的危害が発生する細菌数）より右側の曲線の積分面積が危害発生確率となる．衛生管理を強化すると危害の発生パターンは H_L から H_H へ変化する．それにしたがって確率は $Prob^L$ から $Prob^H$ へと低下するのである．

最後の危険特性描写が，まさに被害の総合的な判定である．当該病原体と食品による被害の程度，頻度が推定される．費用便益分析に利用するには，これを金銭評価しなければならない．

危害特性描写の結果，危険を引き起こさないために設定すべき管理水準が定められる．HACCP分析における手順8/原則3のCCP管理基準の設定である．例えば製造段階における許容される残存細菌数が相当する．

その便益を金銭評価するためにいくつかのアプローチが考案されてきた．①危険費用の把握，②栄養の限界価値，③人的資本アプローチ（生命の価値），④病気費用（COI）アプローチである．そのうちで最も把握しやすい

図 9-6 危害発生パターンの格差のポアソン分布による説明

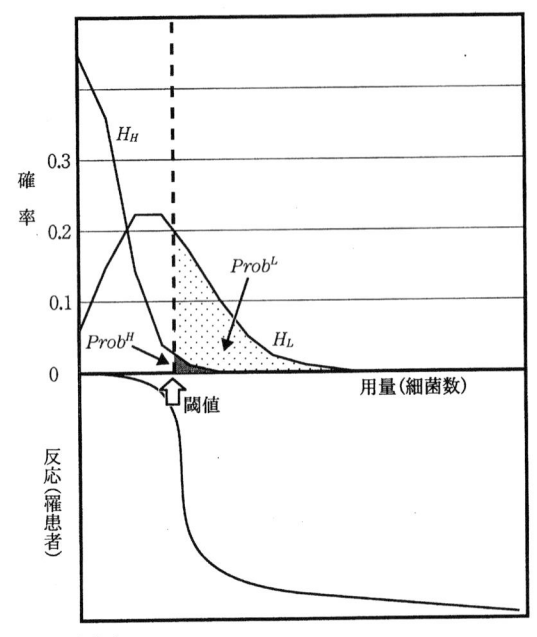

注：筆者作成．

手法が COI であり，多くの研究者が利用した．具体的には，治療費と逸失所得の合計値によって COI は求められる．

その後，COI よりも危害防止措置に対する人々の支払意思額の方が便益として適切であると主張されるようになった．支払意思額を構成する要素を詳しく調べてみると，①治療費，②逸失所得，③予防費，④病気の不快度であり，明らかに COI よりも額は大きくなる．

HACCP にはもう 1 つの便益がある．それは衛生管理の向上によって，同時に製品の品質が上昇する一種のシナジー効果である．鮮度が向上して味や外観が改良されたり，生産ロス率が削減されるのである．

4.2 留意点

HACCP対策はコストが掛かると言われているが,目指す衛生水準はこれまでよりも高度に設定されていることを見過ごしてはいけない.この高い衛生水準を従来の方式で達成しようとすれば,実はHACCP方式での費用以上に必要になるであろう.比較すべきは「ありせばの状況」と「なかりせばの状況」であって,「前」と「後」ではない.

手順8における管理基準CL(原則3)の設定は,それを上下させた時に得られる成果(便益)の増分と上昇するコストとを比較して定められる.すなわち限界的な費用便益に基づいて判断されるのである.もちろんCCPごとにCLがいくつも存在するわけだから,純便益(便益−費用)を最大化するようにそれらは同時決定されるのである.

4.3 便益帰着の問題

消費者は,衛生水準の向上した製品を消費することでその便益をすべて享受することができる.したがってHACCPが意義があるものかどうかを社会的観点から評価するには,HACCP導入によって向上する消費者の満足度からHACCP導入に要した費用を差し引いた純便益を検討すればよい.ただしその純便益すべてが常に消費者のものとなるわけではない.消費者は製品購入時に代金を支払わなければならないから,衛生水準向上から得られる満足度上昇のかなりの部分を手放すこともある.便益の帰着を明らかにするには,価格構造を詳しく調べなければならない.

便益の帰着のあり方は別にして,衛生改善効果は最終利害者の消費者によってすべて享受されるわけだから,外部性の問題は存在しない.ただし垂直的に連鎖する生産・加工・流通業者それぞれによって取り組まれている衛生管理が,特に川下の取引相手に正の外部効果をもたらすことがある.すなわち,衛生水準の低い材料を調達すると,製造に回す前の検品過程で多くが廃棄されてしまう.もちろん返品や代替品の提供などクレームをつけることも可能であるが,時間が掛かったり満足いく品物が届けられなかったりして,

なにかと余計な費用がかかってしまうことがしばしばである．衛生基準が高ければ出荷されてくる品物がすべて高品質となり，結果的に安上がりにすむ場合もある．衛生対策費が不完全にしか価格に転嫁されていなければ，取引相手はそれを外部効果として受け取ることになる．衛生対策は施設特定的であるから，実際にかかった対策費をすべて取引相手に支払うように請求できるわけではない．そして衛生費用が安いところと競争しなければならないのである．

以上確認したことを若干の数式を利用して，再度検討してみよう．簡単化のために，単位数量ベースでの検討に議論を限定することにする．HACCPを導入することによって，それまで低かった衛生水準が引き上げられる．事前と事後での費用と便益の変化を把握することで，純便益の変化が計算できる．

以下の議論のためにいくつかの関数を用意しよう．

- $B(H_i)$：衛生水準 H_i で生産された食品を1単位消費した場合に得られる効用．消費者の支払意思額で把握する．i には L（低）または H（高）が入る．
- $C(H_i, T_k)$：当該食品を技術 T_k によって衛生水準 H_i で生産する時の平均費用．k には H（HACCP方式）または L（旧式）のどちらかが選ばれる．
- $P(H_i)$：衛生水準 H_i で生産された食品の市場価格．衛生水準を商品属性と考えたヘドニック価格関数となっている．

以下では，消費者の視点，生産者の視点，社会的視点からそれぞれの純便益を計算する．

消費者視点　消費者にとっての純便益は，消費することから得られる効用 $B(H_i)$ から市場支払額 $P(H_i)$ を差し引いた消費者余剰によって把握することができる．衛生水準の向上による消費者余剰（純便益）の変化は，次の式で表すことができる．

$$B(H_H) - P(H_H) - [B(H_L) - P(H_L)] \tag{1}$$

大抵の場合，この値はプラスになることが期待されるが，高い衛生水準で生産された財への支払意思額に比べてかなり高い市場価格がつけられてしまうと，消費者余剰がかえって低下して，純便益の変化がマイナスになるということもありえなくはない．

生産者視点 生産者にとっての純便益は営業利潤である．売上 $P(H_i)$ から生産費用 $C(H_i, T_k)$ を差し引いて求めることができる．

$$P(H_H) - C(H_H, T_H) - [P(H_L) - C(H_L, T_L)] \tag{2}$$

この数値がプラスになるかどうかは分からない．高い衛生水準を達成するには費用がかかるから，たぶん $C(H_H, T_H) > C(H_L, T_L)$ となるであろう．この費用増嵩分を売上上昇額 $P(H_H) - P(H_L)$ が上回るようでなければ，生産者にとって HACCP 導入は意味がないことになる．

社会的視点 社会的純便益の変化は，衛生水準上昇による便益の上昇 $B(H_H) - B(H_L)$ から衛生水準を引き上げるために要した費用の増加分 $C(H_H, T_H) - C(H_L, T_L)$ を差し引いて求めることができる．この数値がプラスの場合には，HACCP を導入して衛生水準を引き上げることに社会的意義があるということになる．この純便益の変化は次のように分解できる．

$$B(H_H) - C(H_H, T_H) - [B(H_L) - C(H_L, T_L)]$$
$$= \underbrace{[B(H_H) - B(H_L)]}_{\text{第1項}} + \underbrace{[C(H_L, T_L) - C(H_H, T_L)]}_{\text{第2項}}$$
$$+ \underbrace{[C(H_H, T_L) - C(H_H, T_H)]}_{\text{第3項}} \tag{3}$$

カッコで括った右辺第1項は消費者の便益の変化，第2項は旧来の技術のままで衛生水準を H_L から H_H まで高めた場合に増えるコストの上昇分，第3項は高い衛生水準を実現したとして旧来の技術ではなく HACCP 方式を利用した場合に節約できる費用額である．第1項はプラス，第2項はマイナス，第3項はプラスとなるであろう．

この式が示すように，HACCP 導入による衛生水準高度化の利益は，2つ

の社会的純便益から構成されている．すなわち，第1に衛生水準を高度化したことによる社会的純便益であり，式では第1項と第2項の和となっている．第2に HACCP を利用したことによる社会的費用の節約であり，式では第3項目がそれに相当する．

考　察　　HACCP によって衛生水準高度化を進めるには，便益の上昇 $B(H_H)-B(H_L)>0$ がまず前提であろうが，しかしそれだけでは社会的に望ましいとは判断されない．(3)式の計算結果がプラスになることが必要である．しかし，衛生水準の高度化を旧来の技術のままで進めても，コストがかかり過ぎて，(3)式右辺の第1項と第2項の合計がマイナスになってしまい，高度化が必ずしも好ましくないと判断されることもあるだろう．しかしそれでも，衛生対策の技術進歩（HACCP 導入）による費用節約効果が十分に大きい場合には，高度化が社会的に是認されることになる．この式が示していることは，HACCP などの新システムが利用可能でないと，単に衛生水準を向上させても社会的にみて利益とならない場合もあるということである．

　一方，社会的観点から HACCP による衛生水準の高度化が意味があるとされていても，高度化が進まないこともある．(2)式の数値がマイナスになっていたら，衛生水準を向上させる担い手である生産者にとって，HACCP 導入はビジネスのメリットとならないからである．

　(3)式は(1)式と(2)式を足し合わせたものであることからすると，HACCP 導入の社会的利益は消費者と生産者で分け合っているということは，容易に理解できるであろう．その水準は $P(H_H)$ によって左右されるのである．$P(H_H)$ が低い水準にとどまっていると，社会的便益以上の利益が消費者に帰着してしまって，生産者が損失をこうむることになる．一方，$P(H_H)$ がかなり高い水準になると，消費者は衛生水準の向上を享受できなくなる．

　衛生水準に応じた適切なヘドニック価格が実現するかどうかについては，悲観的な見方の方が多いかもしれない．それは現実の衛生管理では，情報の

不完全性の問題が避けられないからである．情報の不完全性には，①情報の偏在，②不確実性要因の混入，という問題がある[12]．

そもそも消費者は，食品の衛生状態が良いか悪いかを個人で確認することができない．変色したり異臭を放っている場合を除いて，購入時に事前に変質，病原体汚染，化学物質混入などの問題を発見することは不可能である．また事後であっても「気が付かない」ままで過ごすことも多い．摂取した病原体が少量であったおかげで発病しないことは多い．また発ガン物質などはかなり後になってから影響が及ぶからやはり確認できない．

高い衛生水準が確保された製品であるかどうかを知るためには，これまで企業の自発的な広告を手掛かりにするしかなかったが，そもそも衛生問題の発生は確率的な事象であるから，たとえ高度な衛生管理がなされていても絶対に問題がないとは言い切れない（ゼロリスクはありえない）．また食品は生産されてから摂取されるまで，様々な人々が関与して数多くの危害に曝される．製造工場で高度な衛生管理が行われていたとしても，消費者の手元にある製品がその状態のままであるとは保証できないのである．

以上の2つの要因から衛生水準が高度かどうかに確信が持てないとしたら，消費者は高い価格の支払いを逡巡するので，市場価格は低いままとなる．生産者は，衛生水準向上の費用を価格に転嫁することを諦めて，ほとんどの場合に非価格競争の手段だけに利用しているのが実態である．こうなるとHACCP導入は，社会的にみて不十分な水準になってしまうことが予想される．

このようにHACCPの自発的な導入において，市場の失敗が起こる可能性がある．これを解決するには，適切な$P(H_H)$が実現するようなシステムを構築するか，それとも生産者の手取り価格を引き上げるように$P(H_H)$に追加的に補助金を付与することが考えられる．

前者は公的な認証制度の導入によって実現する．すでに一部の品目で，総合衛生管理製造過程認証制度に基づいたHACCP認証マーク制度が始まっている．ただし認証制度が，どの程度まで公的であるべきかどうかは議論の

あるところである．この点については，適合性評価制度の議論が参考になる．後者は「食品の製造過程の管理の高度化」による低利融資や税制優遇制度によって実際に推進されている．

5. 中食HACCPの実態と課題

5.1 中食HACCPの意義

惣菜・弁当需要が増えて，中食産業が成長している．90年代の終わり頃から数量充足の要求はもちろんのこと，衛生条件の要求も格段に強まってきたという．単なる量的拡大から質的充実を図るパラダイム変化が，産業として避けられなくなっている．

弁当・惣菜企業も大量生産をする時代になった．販売数が増えると不都合な製品が混入する確率は高くなる．販売エリアも広がるから，たとえ冷蔵配送技術が向上したとしても，温度管理事故が起こる可能性は高くなるだろう．また様々な消費者が購入するから，健康な人ならなんでもない危害要因でも，ハイリスクな人が食すると食中毒を起こすということも考えられるようになった．

このように食中毒被害を起こす可能性が高まっているならば，これまで以上の高度な衛生管理を進め，製造時点での危害要因の混入を極力抑えることが求められるであろう．近年，中食産業にも規模の大きなメーカーが現れてきているものの，依然として中小企業が多い．ひとたび食中毒を起こすと一気に倒産の危機が訪れることが懸念されている．

5.2 急伸する中食消費

以下で中食とは，惣菜および弁当類をカバーする概念として利用することにする．

惣菜には日本農林規格（JAS）が定められていない．ただし冷凍調理食品やチルドのギョウザ，ミートボールにはJASがある．一方，「弁当及びそう

ざいの衛生規範」(旧厚生省)では,惣菜を「通常,副食物として供される食品」と定め,それをさらに次の6分類(①煮物,②焼物,③揚物,④蒸し物,⑤あえ物,⑥酢の物)に定義する[13]．

この上記(狭義の)惣菜に加えて,弁当などの米飯加工品および調理パン・サンドイッチを含めた「広義の惣菜」が中食となる．なお弁当とは,主食または副食を容器包装または器具に詰め,そのままで摂食できるようにしたものである．

日本標準産業分類の「1298 そう(惣)菜製造業」の定義では,そのカバーする範囲は,「主として野菜,水産物,穀物,食肉等を原料とした煮物,焼物(いため物を含む),揚物,蒸し物,酢の物,あえ物等の料理品を製造する事業所をいう．主な製品は,煮豆,うま煮,焼魚,たまご焼,野菜いため,きんぴら,コロッケ,カツレツ,天ぷら,フライ,しゅうまい,ぎょうざ,酢れんこん,サラダ,グラタンなど」となっている．なお弁当製造業,サンドイッチ製造業,調理パン製造業は,「1299 他に分類されない食料品製造業」に分類されている．

中食需要は年々拡大していて,食事内容の構造変化を引き起こしている．表9-1で家計の食料支出額を確認してみると,名目値が98年を境に,実質値が96年を境に減少し始めており,量的な充足は90年代半ばに達成されたことがわかる．内食の実質額も,外食の実質額も,ともに96年を境に低下し始めた．一方,中食については名目値も実質値も金額は伸び続けていて,その結果,食料支出における構成比は拡大した．

さらに長期の家計調査で食料支出の実質額の動きを確認してみると,外食の拡大は90年代にほぼ止まっているが,中食(調理食品)は80年代,90年代ともに拡大し続けている．過去20年間の実質金額の増加では,中食が外食を上回っている．90年代になってもコンスタントに消費が拡大しているのが,「弁当類」,「他の主食的調理食品」,そして「冷凍調理食品」であった．

表9-1 家計部門における食料支出の動き

(単位:千億円,%)

年	名目支出額/[ ]内は構成比				実質支出額/( )内は対94年比			
	内食	中食	外食	計	内食	中食	外食	計(参考)
1994	409.5 [55.6]	49.9 [6.8]	277.0 [37.6]	736.4 [100.0]	401.5 (100.0)	51.1 (100.0)	283.2 (100.0)	722.0 (100.0)
1995	401.3 [54.9]	50.4 [6.9]	278.7 [38.1]	730.4 [100.0]	400.1 (99.7)	51.9 (101.6)	285.0 (100.6)	728.2 (100.8)
1996	425.8 [55.7]	52.3 [6.8]	286.5 [37.5]	764.6 [100.0]	425.4 (106.0)	53.5 (104.7)	293.8 (103.7)	763.8 (105.8)
1997	419.8 [54.8]	56.1 [7.3]	290.7 [37.9]	766.6 [100.0]	413.2 (102.9)	56.0 (109.6)	291.0 (102.8)	754.5 (104.5)
1998	424.0 [55.3]	57.7 [7.5]	285.0 [37.2]	766.7 [100.0]	440.5 (109.7)	57.2 (111.9)	283.0 (99.9)	742.2 (102.8)
1999	410.9 [55.3]	58.4 [7.9]	273.7 [36.8]	743.0 [100.0]	400.9 (99.9)	57.9 (113.3)	271.0 (95.7)	728.4 (100.9)
2000	382.2 [53.6]	59.3 [8.3]	271.8 [38.1]	713.3 [100.0]	382.2 (95.2)	59.3 (116.0)	271.8 (96.0)	713.3 (98.8)

資料:外食産業総合調査研究センター「外食産業統計資料集」2002年版.
注:内食支出額は国民経済計算の算出方法の改訂(1996年以降)にあわせて修正した数値である.外食総研はこれまで公表していた内食額を2002年度版で大きく改訂した.実質化は,それぞれ対応する消費者物価指数CPI(2000年基準)で行った.支出額「計」はCPI(食料)で実質化したため,内食・中食・外食の実質額を合計しても一致しない.

5.3 中食産業の構造と技術・商品特性

中食産業は,産業として主に次の3部門から構成される.すなわち,①弁当給食(仕出し弁当),②コンビニ弁当,③惣菜である.弁当給食は,事業所・学校給食として統計上外食分野に含まれるので,改めて産業規模を確認すると表9-2のようになる.

一般に惣菜産業の規模は6兆円といわれているが,この統計によれば,中食産業は6兆6,000億円ということになる.給食弁当を中食に分類したのは,コンビニ弁当が登場したからである.その違いは以下で詳しく説明する.外食と中食との境界は必ずしも明確ではなく,その曖昧さが現代の食品産業の特徴になっている.

惣菜・弁当商品の生産工程は,①原料調達,②準備(調味料の計量),③下処理(材料の剝皮・切削),④調理:加熱調理,⑤放冷,⑥配合(非加熱調理),⑦包装,⑧洗浄(バット・コンテナの洗浄)の8種類のプロセスの

第9章 HACCPの経済分析

表9-2 外食産業と中食産業の進展

(単位:億円, 名目値)

年	外食			中食	
	計	給食主体	弁当給食	計	料理品小売業
1975	86,257	62,167	2,154	n. a.	2,016
1980	146,343	102,649	4,017	n. a.	7,132
1985	192,768	137,820	5,522	n. a.	10,955
1990	256,760	192,171	6,158	n. a.	23,409
1995	278,666	212,054	6,892	50,439	31,434
2000	271,765	211,847	6,716	59,337	49,877

資料:「外食産業統計資料集」.
注:「中食」は,「料理品小売業」の料理品に,コンビニエンスストア,スーパー,百貨店の直営店で販売している惣菜,弁当などを含めたもの.料理小売業は弁当給食を除く.

組み合わせからなる.

もちろんメニューによっては④⑤がなく,⑥だけの場合もあったり,その逆の場合もあったりするが,それ以外のプロセスはいずれのメニューにも欠かせない.

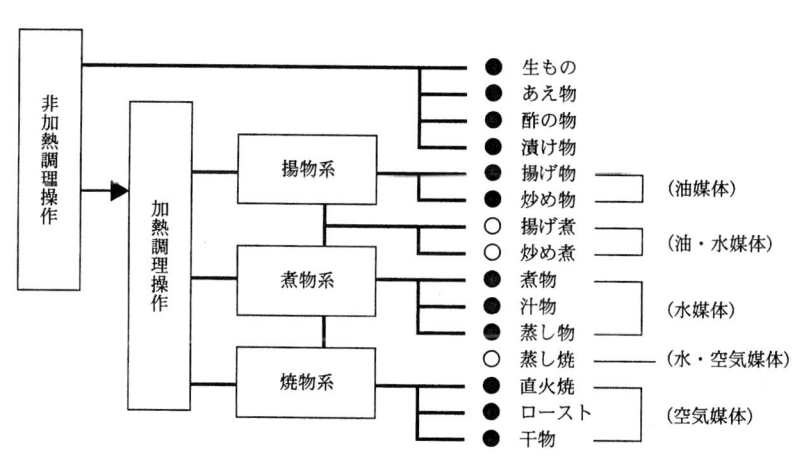

出典:日本給食サービス協会『危害分析・重要管理点方式(HACCP)マニュアル〈集団給食用食品〉―基礎編―』p.12.
注:●:単一調理操作 ○:複合調理操作

図9-7 中食における調理操作の分類

④,⑥の調理操作は,さらに図9-7のように分類される.

惣菜・弁当の生産技術は,様々な調理工程と具材の集合体である.したがって統一した衛生管理を単純に適用するわけにはいかない.それぞれの生産工程ごとに危害内容や危害混入のルートと可能性が大きく異なっているから,プロセスごとにHACCP手法を綿密に積み重ねていくことが求められるのである.

中食3業種の商品には,需要特性と供給特性について次の相違点が認められる[14].

【需要特性】

①同じ弁当でも購入した後の食事時期が異なっている.製造のタイミングと消費のタイミングの組み合わせについて,外食まで含めて考察すると次のようになる.

製造後直ちに食べられるのは飲食店での食事である.次いで事業所に届けられる弁当給食,炊きたて弁当販売店で購入した弁当である.惣菜やコンビニ弁当は買っておいてから,何時間か後に食べることも多い.製造時期と消費時期がもっとも乖離する中食は,レトルト・冷凍調理食品である.

製造のタイミングと消費のタイミングのずれは,危害混入の危険度,細菌の繁殖などによる危険の発生確率を左右することになる.このタイミングのずれを前提にして,それぞれの商品の衛生基準は定められている.このことからすると,外食で提供される食事は中食に比べて衛生管理が容易だということになる.

②中食の提供のされ方によって,メニュー選択の自由度が異なってくる.最も自由な食事となるのは,自分で食材を購入して調理することである.次いでいくつかの調理食品を購入・組み合わせて,自宅で食べることであろう.消費者はメーカーやブランドを自由に選択できる.このことは惣菜についても同じことがいえる.

一方,弁当であるが,米飯とおかずとがすでに組み合わされているから,選択の自由度はやや制約される.消費者はコンビニチェーンを変えることで

選択肢の幅を確保している．

最も制約的なのは事業所給食弁当である．工場で契約した仕出し店からの弁当しか食べられないとしたら，消費者に選択の余地はない．

消費者の選択の幅を狭める可能性がある限り，製造側は頻繁にメニューを変更して消費者の満足度を上げる努力をしなければならなくなる．事業所給食弁当を手がけるメーカーは毎日献立を変えている．他方，コンビニではそれほどの変更はしないものの，顧客に飽きられないように定期的に新メニュー開発に取り組んでいる．

このようにパーツ型商品なのかセット型商品なのかによって，メニュー変更の頻度が変わってくる．ただし惣菜メニューは，コンビニ弁当と同じくらいの頻度で変わっているようである．

【供給特性】

一般に惣菜製造工程の特徴として，次のことが指摘されている．

a. 工程によって機械が使えるところもあるが限られていて，極めて労働集約的である．
b. 部署によっては1人で様々な作業を担当している．
c. 少量多品目生産の場合が多い．
d. 時間までに迅速に作らなければならない．

表9-3は惣菜製造業における労働生産性の数値である．工業統計表に掲載されている販売額を実質化して，それを常用労働者1人当たりの値にして求めた．95年に大きく生産性が低下している理由は明らかでないが，いずれの年でも100人から300人程度の規模で労働生産性が高くなっていることに注目したい．労働集約的という技術上の特徴は中小規模生産の優位性を予想

表9-3 規模別にみた惣菜製造業の労働生産性

(百万円/人：実質)

従業員規模	1985	1990	1995
30～49人	13.8	15.8	12.4
50～99人	13.2	16.0	13.9
100～199人	19.9	x	15.5
200～299人	16.2	23.4	13.8
300～499人	x	20.3	x
500～999人	x	x	x

資料：「工業統計表(産業編)」「消費者物価指数年報」．
注：xは非開示．調理食品の消費者物価指数で実質化した．

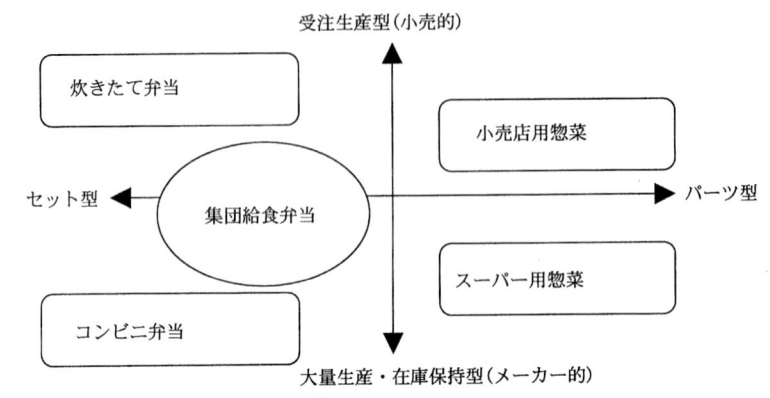

```
                          受注生産型(小売的)
                                ↑
   ┌──────────┐              │
   │ 炊きたて弁当 │              │    ┌──────────┐
   └──────────┘              │    │ 小売店用惣菜 │
                                │    └──────────┘
                         ╭─────╮
   セット型 ←───────────│集団給食弁当│───────────→ パーツ型
                         ╰─────╯
                                │    ┌──────────┐
   ┌──────────┐              │    │ スーパー用惣菜│
   │ コンビニ弁当 │              │    └──────────┘
   └──────────┘              │
                                ↓
                       大量生産・在庫保持型(メーカー的)
```

注：筆者作成．縦軸：生産特性，横軸：メニュー特性

図 9-8　弁当・総菜の商品ポジショニング

させるが，この表はそのことを裏付ける結果となっている．

ただし統計上の制約から 500 人以上の規模の労働生産性は不明である．この規模はコンビニ弁当の工場に相当する階層であるから，高い値となっている可能性は十分にある．

生産形態には，仕出し型（注文生産）と弁当型（見込み生産）がある．生産形態によって，大規模な生産が可能かどうかが決まる．それによって原料在庫保持の量とタイミングおよび見込み生産・原料調達の必要度の違いが変わってくる．コンビニ弁当であっても注文数に変動は避けられないが，しかし小売店が自ら製造して自ら販売する惣菜にくらべれば，相当大量生産・販売が可能である．規模の経済が作用すると考えてよい．

以上の需要特性と供給特性を軸にして，中食関連の商品を分類したのが図 9-8 である．

5.4　中食産業における HACCP 導入上の課題

かつては「弁当及びそうざいの衛生規範」（79 年）や「セントラルキッチン及びカミサリーシステムの衛生規範」（87 年）が衛生管理の手引き書であ

表9-4 中食産業における指定認定機関と高度化基準の認定状況

食　　品	指定認定機関	機関指定年月日	基準認定年月日
炊飯製品	日本炊飯協会	1999.3.17	1999.4. 8
集団給食用食品	日本給食サービス協会	2000.3.23	2000.4.17
惣　菜	日本惣菜協会	2000.3.23	2000.4.17
弁　当	日本弁当サービス協会	2000.4.20	2000.5.15

資料:農林水産省ホームページ.

ったが,温度管理,2次汚染防止などの課題が明らかになってきていた.そこで96年に「大量調理施設衛生管理マニュアル」がまとめられて,HACCP方式の衛生管理の概念が導入されることとなった[15].中食産業でも,HACCP手法支援法に基づく指定認定機関の指定および高度化基準の認定が行われた.現在の状況は表9-4の通りである.

惣菜や弁当は,生産から消費までの時間が比較的短いので,製造過程でわずかな細菌汚染があっても病害が起こるほど増殖しないかもしれない.ただし,O-157のように病原体数がごくわずかでも発症する怖れのある危害の場合には,厳格な管理が必要になることは言うまでもない.もちろん製造過程で危険な化学物質を混入させて,大量の被害を発生させてしまうような重大なミスをしてはならない.

中食はすぐに食べられてしまうために,いずれの商品もほとんど在庫がない.したがって入念な品質管理を常に心がけていなければ,問題が後から分かってもすでに食べられてしまっていたということになってしまう.惣菜・弁当にとって抜き取り検査による品質管理は効果がなく,危険回避の手段として回収という対応は意味がない.したがって,HACCPは中食にとって適切な衛生管理手法なのである.

このように中食産業にとってHACCPは望ましいが,弁当・惣菜業におけるHACCPは構築途上である.①機械化が困難な労働集約作業の多さ,②メニューの多さ,③製品ライフサイクルの短さ,④具材の多さ,⑤注文量の変動,などの生産特性がHACCPの導入を困難なものにしている.なお中食は概して多品種少量生産ではあるが,限られた時間に迅速に生産してい

て，時間当たりでみれば相当の大量生産だといえるかもしれない．

メニューが変わるために製造工程と安全管理工程を規格化するのが困難であるから，製品ごとのHACCPチェック表を作成するのは費用対効果からみて非合理な場合もある．製法の管理ではなくて，どのようなメニューにも対処できるシステム設計が重要である．

その結果，工場全体の質を向上させる手段としてHACCPを導入するようになり，本来の商品別のプロセスごとの管理というよりも，QC活動やISOの考え方に近いものになる事例が多いようである．なお製造工程から明らかなように，納入業者もHACCP対応することが基礎条件となっていて，工場内の条件整備だけでは済まされない．

従業員によるHACCPの理解レベルに階層差があっても，実際の運営に支障はない．これはHACCPの強みになっている．具体的な指示の方が，概説的・理論的なマニュアルよりも理解しやすいと現場が評価している事例も観察されている．

5.5 中食産業におけるHACCPの便益

衛生水準を向上させても，それが消費者の支払意思額の上昇に結びつくわけではない．消費者が認知できるかどうかという問題と，そのことをアピールできるかどうかという問題がある．

事業所・学校弁当給食では，製品にHACCP仕様であることを明記できるわけではないから，消費者に知らしめることができない．しかし弁当の購入を決めるのは個々の消費者ではなく，事業所の担当者である．担当者にアピールできれば，とりあえず売り上げを伸ばすことができる．一方，コンビニ弁当や総菜であるが，それらは販売現場でHACCP仕様だとアピールすることはない．しかしスーパーのバイヤーに対しては，衛生状態の良さをアピールすることができる．

メーカー側が最終消費者に対して衛生管理の向上を伝えることができない限り，消費者の支払意思額が上昇することはない．一般にHACCPによる

衛生改善の効果を価格に転嫁できないといわれているが，それは当然であろう．結局，中食産業において HACCP 導入は，メーカー間の非価格競争の手段として利用されているのである．

もちろんメーカーにとってみると，製造物責任問題に対抗できる一種の保険としての役割もある．また HACCP 設備の導入にあわせて生産工程を近代化するという副次的効果も認められる．原材料の検収も徹底できるので製造ロスを少なくすることにも結びつく．

もう1つの副次的効果としては，衛生管理が品質管理に結びつくことが，中食産業にとってより重要であろう．一種のシナジー効果もしくは補完的効果が存在する．製品の保存性を高めるためには，これまではどうしても強い加熱や日持向上剤による pH・水分活性の調節が必要になっていた．しかしプロセスごとに高い衛生水準を維持すれば，細菌数を著しく減少させることができるので，日持向上剤に頼らなくてもよくなり，味の幅が広がる．例えば，塩辛かったり砂糖が多かったりした味付けを薄味にできる．サラダもマヨネーズの多用を避けることができる．このように新商品開発の可能性を広げてバラエティのあるメニューを組めるから，HACCP による費用増をメニュー開発のメリットで吸収することも可能かもしれない．

しかしながら，HACCP 導入時のコスト負担はかなり大きい．施設投資額が相当大きいから，ある程度の事業規模がないと導入困難である．これまでのところ，HACCP を導入した後に，規模を大幅に拡大した例は多くないようである．そもそも製造工程が労働集約的技術のままであり，またたとえ生産を増加させても販売先を確保することが困難だからである．

一般に，重要管理点 CCP のポイントを多くすると要員を増やす必要がでて，それがコストを増加させてしまう．弁当や惣菜製造は CCP が数多いので，他の産業に比べてもそのコストは大きくなりがちだと考えられる．CCP の数と管理レベルの設定には，費用便益分析的考察が本来欠かせない．しかし，いずれの企業もまだ立ち上げたばかりで，事前評価も事後評価も行えていないのが現状である．

5.6 量販店の果たす役割

衛生検査は，企業の自主的な検査，保健所の立入検査，そして仕入れ先のスーパーの検査など重複して行われるが，結局，スーパーが主導権を握っている．中食産業の販売ルートが量販店に強く依存しているからである．今後，HACCPなしでは惣菜企業はやっていけないという意見もよく聞かれるが，それは量販店がHACCPを求めるからである．

この主導権の源泉は，消費者が量販店の商品管理力を信頼して購入しているという事実である．そもそも消費者は危険回避者であり，①危害忌避，②欠品忌避という自らの性向を反映した品揃えを量販店に対して常に要求する．

もちろん量販店は危害忌避に対して妥協はしない．

一方，消費者の欠品忌避に関しては，本来流通業者は在庫をもって対応するはずである．つまり，危険中立的なリスクプールの役割が期待されるのだが，しかし現実には景気の影響からか営業成績が振るわないこともあって，量販店は在庫回避的な行動をとっている．量販店も二重の危険回避的行動をとっているのである．

その結果，すべてのリスクコストが川上のメーカーや農業生産部門へ転嫁される結果となっている．しかし最近の偽装表示事件で漏れてくるように，厳しい納入要求は，衛生管理や製造管理に大きなプレッシャーとなっているようである．

6. おわりに

本章でHACCP導入をめぐって検討した経済学的論点は次の通りである．

HACCPは7原則12手順に従って設定されていて，一般衛生管理事項PPと，危害分析HAに基づいた重要管理点CCPの管理とから構成される．

HACCP導入が進められている背景には，①貿易制度における衛生基準の国際協調化の流れ，②PL法による無過失責任体制へ転換，③高度管理へのニーズ：O157などの重篤な新興危害の頻発，フードシステムの変化，食

の外部化，④小売からの品質管理要請がある．

 HACCPへの需要が限られている状態では，HACCPラベルによって製品差別化した市場を創設しようとしても，それが機能せずにHACCP製品が供給されなくなるおそれがある．そのためにも消費者への啓蒙普及活動は重要である．

 HACCP導入に関する費用便益分析の視点を整理した．確かにHACCP導入にはコストがかかる．しかしHACCPがもたらす衛生水準向上による便益の発生と，他の管理技術に比較して削減されるコストについても注目すべきである．重要管理点CCPの管理内容は，限界的な費用と便益を比較した上で決定しなければならない．

注

1) 以下の主に技術的な説明については，動物性食品のHACCP研究班 [1997]，日本惣菜協会 [1999]，日本食品保全研究会 [1997] の記述を参考にして取りまとめた．
2) 例えば，日本弁当サービス協会「弁当の総合衛生管理製造過程【ガイドライン】」参照．
3) Unnevehr and Jensen [1996] を参照．
4) Belzer [2000] を参照．
5) 適合性評価制度については八代・伊藤 [2000] を参照．
6) 本書第3章を参照．
7) Antle [2000] は，生産数量と製品品質を同時に生産する2財型生産関数をもとにして衛生水準を含む費用関数を理論的に導いた．それがここでの議論の基礎になっている．
8) ただし，93年FAO/WHOコーデックス委員会から「HACCP方式の適用に関するガイドライン」によれば，HACCPは特別な装置・設備は不要，日常容易に実施できる管理方式だと考えられている．
9) 現実には企業間の競争が作用して，複雑な駆け引きが繰り広げられる可能性がある．
10) ただし，この図では通常の業者が販売していた場合よりも高い価格になるように描かれているが，HACCP製造業者が参入することで両者の供給曲線が合計されるので，結局は点Cよりも低い価格となる．
11) 春日 [2001] を参照．
12) 本書第2章を参照．

13) 日本食品保全研究会 [1997] pp. 4-5 を参照.
14) マーケティング的な観点から中食産業の事業特性を整理した梅沢 [1999] を参照.
15) 例えば,全国食品衛生主管課長連絡協議会 [2000] として公表されている.

引用文献

秋谷重男・吉田忠 [1988]『食生活変貌のベクトル』農山漁村文化協会.
飯国芳明 [1992]「有機農産物流通と情報」『高知論叢』45号, pp. 221-236.
市川伸一編 [1996]『認知心理学4 思考』東京大学出版会.
今田純雄編 [1997]『食行動の心理学』朝倉書店.
岩田伸人 [1998]「米・ECの成長ホルモン牛をめぐる貿易紛争の課題（その1）」『青山経営論集』32 (4), pp. 117-132.
岩淵道夫 [1994]「主婦の時間配分行動と外食需要の実証分析」『農林業問題研究』第30巻第2号, pp. 1-9.
梅沢昌太郎 [1999]「惣菜・中食の事業特性」『アグロ・フード・マーケティング』白桃書房.
荏開津典生・時子山ひろみ [1990]「食生活の変化と食料消費構造」加藤譲編『食品産業経済論』農林統計協会, pp. 11-35.
大木茂 [2000]「第5回全国生協産直調査/アンケート結果解説」『組合員の期待に応える生協農産産直—第5回全国生協産直調査報告書—』コープ出版, pp. 31-51.
大西健夫・岸上慎太郎編 [1995]『EU統合の系譜』早稲田大学出版会.
岡田羊祐 [1997]「製造物責任制度：規制的抑止から市場の抑止へ」（植草益編『社会的規制の経済学』所収）NTT出版.
カズウェル, ジュリー・A [2002]『食品安全と栄養の経済学』（桜井倬治・加賀爪優・松田友義・新山陽子監訳）農林統計協会.
春日文子 [2001]「微生物学的リスクアセスメントと予測微生物学」『食品工業』2001.7.30号, pp. 18-24.
草苅仁 [1997]「『家計』の変容とコメ消費」『米の流通・消費の変貌—小売と消費者を中心に—（農業総合研究所秋季特別研究会）』.
栗原伸一・丸山敦史・松田友義 [1999]「学校給食における食品安全性の評価」『フードシステム研究』6 (2), pp. 57-68.
斎藤高宏 [1997]『開発輸入とフードビジネス』農林統計協会.
サイモン [1965]『経営行動』ダイヤモンド社（原著は1957年）.
佐藤和憲 [1998]『青果物流通チャネルの多様化と産地のマーケティング戦略』養賢堂.
澤田学 [1998]「食品安全性情報と家計食料需要—狂牛病騒動・O157事件の事例分

析」『農業経済研究別冊 1998 年度農業経済学会論文集』pp. 72-74.
澤田学 [1999]「狂牛病および O 157 食中毒事件と牛肉小売需要」『農業経済研究別冊 1999 年度農業経済学会論文集』pp. 278-283.
食品産業政策研究会編 [1987]『21 世紀の食品産業』地球社.
食品製造業者のための PL 法研究会編 [1995]『食品製造業者のための PL 法』大成出版社.
食料・農業政策研究センター [1994]『食品・農産物の安全性（平成 5 年度版食料白書）』農山漁村文化協会.
全国食品衛生主管課長連絡協議会 [2000]『改訂 大量調理施設衛生管理のポイントーHACCP の考え方に基づく衛生管理手法』中央法規.
髙橋正郎編著 [1997]『フードシステム学の世界―食と食料供給のパラダイム』農林統計協会.
竹下広宣 [1999]「健康情報の食料消費に及ぼす効果の計量分析」『農業経済研究』71 (2), pp. 61-70.
竹中久仁雄・堀口健治 [1991]「日本のアグリビジネス―農業に及ぼした影響―」藤谷築次・荏開津典生編『概説 現代の日本農業』家の光協会, pp. 219-239.
通商産業省産業政策局消費経済課編 [1994]『製造物責任法の解説』通商産業調査会.
動物性食品の HACCP 研究班 [1997]『HACCP：衛生管理計画の作成と実践 総論編』中央法規.
中嶋康博 [1999a]「《書評》髙橋正郎編著『フードシステム学の世界―食と食料供給のパラダイム』」『農業経済研究』第 71 巻第 1 号, pp. 51-53.
中嶋康博 [1999b]「EU における食品の安全制度～その理念と取組み～」『農業と経済』第 65 巻第 10 号, pp. 48-55.
中嶋康博 [1999c]「食の安全性とフードシステム」『フードシステム研究』第 6 巻 2 号, pp. 83-95.
中嶋康博 [2000]「生協産直における品質管理の実態と課題―生協版トレーサビリティの評価―」『組合員の期待に応える生協農産産直―第 5 回全国生協産直調査報告書―』コープ出版, pp. 19-30.
中嶋康博 [2002]「グローバル時代の食品安全性問題と公共政策の役割―欧州農業界・農業経済学界の動向を踏まえて―」『農業経済研究』第 74 巻第 2 号, pp. 32-43.
中山誠記 [1960]『食生活はどうなるか』岩波書店.
新山陽子 [2000]「食料システムの転換と品質政策の確立―コンヴァンシオン理論のアプローチを借りて―」『農業経済研究』第 72 巻第 2 号, pp. 47-59.
新山陽子 [2002]「食品安全性の確保と牛肉をめぐるフードシステム―EU の BSE 対応をふまえて―」『農業と経済』第 68 巻第 2 号, pp. 5-21.

引用文献

新山陽子・四方康行・増田佳昭・人見五郎 [1999] 『変貌する EU 牛肉産業』日本経済評論社.
日本食品保全研究会 [1997] 『HACCP の基礎と実際』中央法規.
日本生活協同組合連合会 [1998] 『食品の安全と安心』コープ出版.
日本生活協同組合連合会 [2000] 『組合員の期待に応える生協農産産直―第5回全国生協産直調査報告書―』コープ出版.
日本惣菜協会 [1999] 『惣菜における HACCP 導入マニュアル―惣菜・弁当―』.
日本適合性認定協会編 『適合性評価ハンドブック』日科技連, 2002年.
日本農業市場学会編集 [2001] 『食品の安全性と品質表示』筑波書房.
日本リスク研究学会編 [2000] 『リスク学事典』TBS ブリタニカ.
農林水産省食品流通局監修 [1980] 『80年代の食品産業―その展望と課題―』地球社.
野見山敏雄 [1997] 『産直商品の使用価値と流通機構』日本経済評論社.
ポール・ミルグロム, ジョン・ロバーツ [1997] 『組織の経済学』NTT 出版（奥野他訳；原著は 1992 年出版）.
増田佳昭 [1997] 「生協産直とフードシステム」髙橋正郎『フードシステム学の世界』農林統計協会, pp. 307-322.
森宏太郎 [2001] 『早わかり食品関係法―「食」の世紀の「食」の法律』水産社.
森宏編 [2001] 『食料消費のコウホート分析：年齢・世代・時代』専修大学出版局.
森下芳行編 [1997] 『食品衛生学』朝倉書店.
八代尚宏・伊藤隆一 [2000] 「安全の規制改革―検査・検定・公的資格の横断的見直しを」（八代尚宏編『社会的規制の経済分析』所収）日本経済新聞社.
横倉尚 [1997a] 「社会的規制の対象」（植草益編『社会的規制の経済学』所収）NTT 出版.
横倉尚 [1997b] 「安全規制」（植草益編『社会的規制の経済学』所収）NTT 出版.
吉田忠・田村安興・佐々木隆・重富真一 [1997] 『食生活の表層と底流』農山漁村文化協会.

Adrian, J. and R. Daniel [1976] Impact of Socioeconomic Factors on Consumption of Selected Food Nutrients in the United States, *American Journal of Agricultural Economics*, vol. 58, pp. 31-38.
Antle, John M. [1995] *Choice and Efficiency in Food Safety Policy*, The AEI Press.
Antle, J.M. [1999] Benefit and costs of food safety regulation, *Food Policy* 24(6), pp. 605-623.
Antle, J.M. [2000] The Cost of Quality in the Meat Industry: Implications for HACCP Regulation, in L.J. Unnevehr ed. *The Economics of HACCP: Costs and Benefits*, Eagan Press, pp. 81-96.

Belzer, R.B. [2000] HACCP Principles for Regulatory Analysis, in L.J. Unnevehr ed. *The Economics of HACCP: Costs and Benefits*, Eagan Press, pp. 97-124.

Barzel, Yoran [1997] *Economic Analysis of Property Rights* (2nd ed.), Cambridge University Press.

Becker, G.S. [1965] A Theory of the Allocation of Time, *Economic Journal*, vol. 75, pp. 493-517.

Blandford, D. and L. Fulponi [1999] Emerging public concerns in agriculture: domestic policies and international trade commitments, *European Review of Agricultural Economics* 26(3), pp. 409-424.

Bureau, J.C., S. Marette, and A. Schiana [1998] Non-tariff trade barriers and consumers' information: The case of the EU-US trade dispute over beef, *European Review of Agricultural Economics* 25(4), pp. 437-462.

Calabresi, Guido and A. Douglas Melamed [1972] Property Rules, Liability Rules, and Inalienability: One View of the Cathedral, *Harvard Law Review*, vol. 85, pp. 1089-1128.

Caswell, J.A. ed. [1991] *Economics of Food Safety*, Elsevier.

Caswell, J.A. ed. [1995] *Valuing Food Safety and Nutrition*, Westview Press.

Caswell, J.A. and E.M. Mojduszka [1996] Using Informational Labeling to Influence the Market for Quality in Food Products, *American Journal of Agricultural Economics* 78(5), pp. 1248-1253.

Caswell, J.A. and D.I. Padberg [1992] Toward a More Comprehensive Theory of Food Labels, *American Journal of Agricultural Economics* 74(2), pp. 460-468.

Choi, E.K. and H.H. Jensen [1991] Modeling the Effect of Risk on Food Demand and the Implications for Regulation in J.A. Caswell ed. *Economics of Food Safety*, Elsevier.

Cotterill, R.W. [1997] The Food Distribution System of the Future: Convergence Towards the US or UK Model? *Agribusiness* 13(2), pp. 123-135.

Darby, M.R. and E. Karni [1973] Free Competition and the Optimal Amount of Fraud, *Journal of Law and Economics* 16(1), pp. 67-88.

European Commission [1985] Communication from the Commission on Completion of the Internal Market: Community Legislation on Foodstuffs, COM(85)603 final.

European Commission [1989] Communication from the Commission on the free movement of foodstuffs within the Community, OJ C 271, 24.10.1989.

European Commission [1997a] Commission Green Paper The general principles of food law in the European Union, COM(97)176.

European Commission [1997b] Communication from the Commission - Consumer health and food safety COM(97)183 final.
European Commission [1999a] White Paper on Food Safety, COM(99)719 final (生協総研レポート No. 30, 2001.3).
European Commission [1999b] Green paper - Liability for defective products/COM (99)396 final.
European Commission [2000] Communication from the Commission on the Precautionary Principle, COM(2000)1.
Evans, W.N. and W. Kip Viscusi [1991] Estimation of State-Dependent Utility Functions Using Survey Data, *Review of Economics and Statistics* 73(1), pp. 94 -104.
Falconi, C. and T. Roe [1991] A Model of the Demand and Supply of the Health Effects of Food Substances, in J.A. Caswell ed. *Economics of Food Safety*, Elsevier.
FAO [2001] *Multilateral Trade Negotiation on Agriculture: A resource manual, III SPS and TBT* (http://www.fao.org/docrep/003/x 7354 e/X 7354 e 00.htm).
FAO/WHO [1995] Application of Risk Analysis to Food Standards Issues ― Reoprt of the Joint FAO/WHO Consultation, WHO/FNU/FOS/95.3.
Frenzen, Jonathan, Paul M. Hirsch, and Philip C. Zerrillo [1994] Consumption, Preferences, and Changing Lifestyle, Neil J. Smelser and Richard Swedberg ed. *Handbook of Sociological Economics*, Princeton University Press.
Griliches, Zvi [1958] The Demand for Fertilizer: An Economic Interpretation of a Structural Change *Journal of Farm Economics*, vol. 40, pp. 591-606.
Grossman, Sanford [1981] The Informational Role of Warranties and Private Disclosure about Product Quality, *Journal of Law and Economics*, vol. 24, pp. 461-483.
Gruenspecht, H.K. and L.B. Lave [1989] The Economics of Health, Safety, and Environmental Regulation, in R. Schmalensee and R.D. Willg eds. *Handbook of Industrial Organization*, Elsevier, pp. 1507-1550.
Harrington, W. and P.R. Portney [1987] Valuing the benefits of health and safety regulation, *Journal of Urban Economics* 22, pp. 101-112.
Harsanyi, J.C. [1967] Games with Incomplete Information Played by Bayesian Players, *Management Science*, vol. 14, pp. 159-182.
Henson, S. and J. Caswell [1999] Food safety regulation: an overview of contemporary issues, *Food Policy* 24(6), pp. 589-603 (「のびゆく農業」941号所収).
Henson, Spencer and Julie Caswell [1999] Food Safety Regulation: an Overview of

Contemporary Issues, *Food Policy* 24, pp. 589-603.

Henson, S. and B. Traill [1993] The demand for food safety, *Food Policy* 18(2), pp. 152-162, 1993.

Holleran, E., M.E. Bredahl, and L. Zaibet [1999] Private incentives for adopting food safety and quality assurance, *Food Policy* 24(6), pp. 669-683.

Hooker, N.H. [1999] Food safety regulation and trade in food products, *Food Policy* 24(6), pp. 653-668.

Hooker, N.H. and J.A. Caswell [1999] A Framework for Evaluating Non-Tariff Barriers to Trade Related to Sanitary and Phytosanitary Regulation, *Journal of Agricultural Economics* 50(2), pp. 234-246.

Houthakker, H.S. [1952] Compensated Changes in Quantities and Qualities Consumed, *Review of Economic Studies* vol. 19, pp. 155-164.

James, P., F. Kemper, and G. Pascal [1999] European Food and Public Health Authority. The future of scientific advice in the EU, European Commission.

Joly, Pierre-Benoit, Yves Le Pape, Marc Barbier, Jacqueline Estades, Juliette Lemarie and Olivier Marcant [1999] *BSE and the France National Action System*, INRA — Economie et Sociologie Rurales and Universite Pierre Mendès.

Kahneman, D. and A. Tversky [1979] Prospect Theory: An analysis of decision under risk, *Econometrica*, 47, pp. 263-291.

Kellam, J. and E.T. Guarino eds. [2000] *International Food Law*, The Stationary Office.

Kinsey, J. [1993] GATT and the economics of food safety, *Food Policy* 18(2), pp. 163-176.

Ladd, G.W. and V. Suvannunt [1976] A Model of Consumer Goods Characteristics *American Journal of Agricultural Economics*, vol. 58, pp. 504-510.

Lancaster, K.J. [1966] A New Approach to Consumer Theory, *Journal of Political Economy*, vol. 74, pp. 132-157.

Lancaster, K.J. [1971] *Consumer Demand: A New Approach*, Columbia University Press.

Mahé, L.P. [1997] Environment and quality standards in the WTO: New protectionism in agricultural trade? A European perspective, *European Review of Agricultural Economics* 24(3-4), pp. 480-503.

Michael, R.T. and G.S. Becker [1973] On the New Theory of Consumer Behavior, *Swedish Journal of Economics*.

Nelson, P. [1970] Information and Consumer Behavior, *Journal of Political Econ-*

引用文献 231

omy 78(2), p. 311-329.

OECD [1983] *Product Safety — Risk Management and Cost-Benefit Analysis -*

OECD [1997] *Environmental Benefits from Agriculture: issues and policies* (OECD 編『農業の環境便益：その論点と政策』家の光協会, 1998 年).

OECD [1999] *Food Safety and Quality: Trade Consideration* (経済協力開発機構『食品の安全と品質：自由貿易をめぐる最近の話題』技術経済研究所, 2002 年).

O'Riordan, Timothy and James Cameron ed. [1994] *Interpreting the Precautionary Principle*, Earthscan.

O'Rourke, R. [1999] *European Food Law with 1999 update*, Palladian Law Publishing.

Ota, M. and Z. Griliches [1975] Automobile Prices Revisited: Extension of the Hedonic Hypothesis *N.T. Terleckyj ed. Household Production and Consumption*, Columbia University Press.

Pinstrup-Anderson, Per and E. Caicedo [1978] The Potential Impact of Changes in Income Distribution on Food Demand and Human Nutrition, *American Journal of Agricultural Economics*, vol. 60, pp. 402-415.

Price, D.W. et al. [1978] Food Delivery Programs and Other Factors Affecting Nutrient Intake of Children, *American Journal of Agricultural Economics*, vol. 60, pp. 609-618.

Roberts, D. [1998] Preliminary Assessment of the Effects of the WTO Agreement on Sanitary and Phytosanitary Trade Regulations, *Journal of International Economic Law* 1(3), pp. 377-405.

Shavell, Steven [1980] Strict Liability and Negligence, *Journal of Legal Studies* 9, pp. 1-25.

Slovic, P. [1987] Perception of Risk, *Science*, vol. 236, pp. 280-285.

Smith, V.E. [1959] Linear Programming Models for the Determination of Palatable Human Diets, *Journal of Farm Economics*, vol. 41, pp. 272-283.

Snyder, F. ed. [1994] A Regulatory Framework for Foodstuffs in the Internal Market: Report on the Conference 6-7 May 1993, *EUI Working Papers* LAW 94/04, European University Institute.

Sustein, Cass R. [2002] *Risk and Reason: safety, law, and the environment*, Cambridge University Press.

Theil, H. [1952] Qualities, Prices and Budget Inquiries, *Review of Economic Studies* vol. 19, pp. 129-147.

Thompson, G.D. and J. Kidwell [1998] Explaining the Choice of Organic Produce: Cosmetic Defects, Prices, and Consumer Preferences *American Journal of*

Agricultural Economics 80, pp. 277-287.

Tokoyama H. and Egaitsu F. (時子山・荏開津) [1994] "Major Categories of Changes in Food Consumption Patterns: Japan 1963-91," *Oxford Agrarian Studies*, vol. 22, no. 2.

Unnevehr, L.J. ed. [2000] *The Economics of HACCP: Costs and Benefits*, Eagan Press.

Unnevehr, L.J. and H.H. Jensen [1996] HACCP as a Regulatory Innovation to Improve Food Safety the Meat Industry, *American Journal of Agricultural Economics* 78(3), pp. 764-769.

Unnevehr, L.J. and H.H. Jensen [1996] HACCP as a Regulatory Innovation to Improve Food Safety in the Meat Industry, *American Journal of Agricultural Economics* 78(3), pp. 764-769.

Young, Sook Eom [1995] Self-Protection, Risk Information, and Ex Ante Values of Food Safety and Nutrition, in J.A. Caswell ed. *Valuing Food Safety and Nutrition*, Westview Press, pp. 27-49.

van Ravenswaay, E.O. [1995] Valuing Food Safety and Nutrition: The Research Needs, in J.A. Caswell ed. *Valuing Food Safety and Nutrition*, Westview Press, pp. 3-26 (カズウェル [2002] 第1章).

van Zwanenberg, Patrick and Erik Millstone [1999] *BSE and the United Kingdom National Action System*, SPRU — Science and Technology Policy Research, University of Sussex.

Weaver, R.D. [1995] Mitigation, Product Substitution, and Consumer Valuation of Undesirable Foodborne Effects, in J.A. Caswell ed. *Valuing Food Safety and Nutrition*, Westview Press, pp. 51-68.

Weiss, M.D. [1995] Information Issues for Principals and Agents in the "Market" for Food Safety and Nutrition, in J.A. Caswell ed. *Valuing Food Safety and Nutrition*, Westview Press, pp. 69-79.

Zellner, J.A. [1986] Market Responses to Public Policies Affecting the Quality and Safety of Food and Diets, in K. Clancy ed. *Consumer Demands in the Market Place: Public Policies Related to Food Safety, Quality, and Human Health*, Resources for the Future, pp. 55-73.

あとがき

　本書が出来上がるまでの道のりをつづることをお許しいただきたい．まだわずかな期間ではあるが，以下は私のフードシステム研究の記録でもある．
　食品の安全性を研究するようになったのは，ヨーロッパの食肉加工場の管理制度を研究したことがきっかけであった．その10年ほど前より国内の畜産や食肉加工業を機会あるごとに調査し，断続的に研究していたのだが，1994年にヨーロッパを訪問してドイツ，フランス，イギリスの食肉産業の実態と制度を詳しく調べる機会を得た．もっぱら産業政策的な関心から調査を行う心積もりであったが，実際に現地で調査を行ってみると，ヨーロッパ統合の真っ只中で，衛生制度の統一を進めているところであった．その時に初めてHACCP制度，ISO 9000シリーズによる認証制度の存在を知った．残念ながら，その時点でそれらの意義を正しく理解し，その後の影響を予想することはできなかった．
　その2年後に，オランダとフランスで子牛肉産業の現地調査を行った際に，畜舎や加工場での衛生条件の強化がヨーロッパ畜産・食肉産業にとって重要なテーマであることを再確認することになった．この時，ようやく衛生問題の重要性を悟った次第である．この一連の研究では，畜産振興事業団（現在は(独)農畜産業振興機構），(財)農政調査委員会から支援を受けた．その後，文部省科学研究費（奨励研究）を受けて，国内の食肉加工場を研究することができ，衛生問題への関心を持ち続けることができた．
　次にもう少し広い視野から安全問題を分析するようになったのは，(社)国際農業交流基金（現在は(社)国際農業交流・食糧支援基金）のヨーロッパ農業政策に関する研究会へ参加するようになってからである．ヨーロッパ農業や農政の専門知識が乏しかったので，座長の是永東彦先生には無理を言って，

農業よりもできるだけ食品分野に係わる検討を担当させていただくことにした．ヨーロッパはおりから食品安全制度と食品行政組織の改革が行なわれていた．

　99年には，GMO審査制度を調べることにした．90年代の半ば，生命工学が開花して多くのGMOが開発されていった．それらを受け入れるのかどうか，受け入れるとしたらどのような制度を準備すべきか，日本国内でも大きな論争が行われていたが，ヨーロッパは次々に審査制度や表示制度を定めて，わが国の手本を示していったのである．順調に事が進んでいたかのようであったが，90年代終わりにGMOに対する国民的反対意見が高まって，安全審査制度は機能しなくなってしまう．そしてあらゆる新品種の申請は塩漬け状態になったのである．

　この調査をする過程で，欧州委員会が「食品法緑書」を発表したことを知った．的確かつ包括的な社会科学分析を行い，それに裏打ちされた制度改革のシナリオを提示していた．その構想力の見事さからすぐにでも諸政策が改革されるのかと勘違いしたのだが，しかしその後の数年間，表面上は何も起こらなかった．ヨーロッパの事の進め方は極めて緻密で論理的でそして慎重である．EU15カ国が合意に至るまで，議論を尽くさなければならず，そのためにも冷徹な論理がまず必要だと知った．水面下で進められていた検討作業は，しばらくうかがうことができなかった．

　96年にヨーロッパはBSE危機を迎えた．ヨーロッパの畜産・食肉制度を研究していたにもかかわらず，そのことを検討課題にしていなかった．自分の感度の悪さを今さらながら歯嚙みする思いだが，極東の地からは事態の深刻さを十分に理解できなかったというのが，率直な感想である．

　「食品法緑書」以来，その後の議論の進み具合がずっと気になっていたが，1999年に満を持した「食品安全白書」が発表された．それまで，社会経済的な視点から食品安全制度をどのように扱うべきか悩んでいたのだが，この白書は食品安全を確保するための社会モデルを見事に明らかにしてくれた．霧が晴れて一気に視界が広がった気分になったことを覚えている．

あ と が き

　フードシステム学会の当時会長であった髙橋正郎先生から，フードシステム学全集の理論編にあたる第1巻で，食品安全問題を扱う章を執筆するようにお話しがあった．その研究内容はフードシステム学会の1999年の年次大会のセッションでも発表させていただいたのだが，その時に社会科学的な安全問題への接近方法を組み立てることができたと考えている．ちなみに，髙橋先生はその後の BSE 問題に関する調査検討委員会の委員長をつとめられることになる．

　1999年には，日本生活協同組合連合会・事業企画室の生協産直調査に参加することになった．それまでフードシステム関連の研究としては，畜産経営や食肉流通が中心で，他にはコメ流通の調査を手掛けたぐらいで，青果物流通の研究実績もなかった．基本的な知識すら持たないまま飛び込んだが，生協の方々との濃密な研究会を通して新たな世界を知ることができた．そこで有機栽培，特別栽培の実態と課題を深く学んだ．

　2000年から2001年にかけてのイギリスでの研究滞在を終えて，日本へ帰国しようとする直前，2月にイギリスで突然口蹄疫が発生した．災厄は常に突然やって来るものである．あわせて422万頭の家畜が処分されたといわれている．帰国後，イギリスでの口蹄疫禍について短い文章を書いたあたりから，フードシステム問題に関して私が書くものは，徐々に安全問題へと傾斜していった．

　2002年に日本農業経済学会の大会シンポジウムで，食品安全問題に関連した報告をする機会をいただいた．座長を務められた是永先生からは，ヨーロッパにおける食品安全行政改革とそれに関連した学界の動向を分析し紹介するテーマを与えられた．この時，食品安全研究において農業経済学の貢献できる分野はどこか，今後分析を進めていく上で埋めなければならない知識や情報は何かを認識することができた．また，理論と制度を結びつけながら考察してみて，実証分析としての制度分析の可能性を強く意識するようになった．

　その後，農林漁業金融公庫の HACCP 制度に関する研究会に参加するこ

とになった．公庫の HACCP 資金の融資を受けた企業を訪問して，HACCP 管理の実態を確認しながら現場の担当者の意見を聞くことができた．最前線の情報に触れることができたのは幸いだった．

　振り返ってみるとこの 10 年，実態把握に終始した月日であったように思う．それは，フードシステム論の分析のフレームワークや手法が十分に確立しておらず，試行錯誤を余儀なくされたからでもある．分析をするには，まず自分で現場の事情を確かめて，何が問題かを把握して整理するところから始めなければならなかった．食品安全問題についていえば，食品衛生学の書籍はたくさんあったけれども，それを経済学的に整理した本は皆無であった．最近になって，翻訳本をはじめ，ようやく安全問題や安全制度について本格的な分析を行う文献が増えてきた．本書を取りまとめることは，改めて自分の仕事を相対化してみるよいチャンスだと考えている．

　以上，名前を挙げた方々や研究会，そしてそれ以外の研究上の交流のあった人々から，本当に数多くのご教示とご援助をいただいた．あらためて御礼申し上げたい．インタビューで訪れた国内外の農家，農協，生協，食品企業，行政機関の方々から聞かせていただいた意見や提供いただいた情報が，本書で行われた議論のすべてのアイデアとエビデンスの素なのである．
　ここで特別に 3 人の先生のお名前をあげて，これまでのご指導に感謝の意を表したい．
　荏開津典生先生に受けた学恩は測り知れない．学部 4 年生の時にゼミに参加するため研究室の扉をノックして以来，20 年以上にわたってご指導いただいている．教室での指導だけでなく，実態調査でいろいろな現場に連れていただき，報告書を書く機会を与えられた．そして私が報告書を書き終えると，先生は目の前に私の草稿を広げ，1 つひとつ論評を加えながら文章を直された．自分のアカデミックなアイデアの不足，論理展開の未熟さ，検証力の弱さ，さらに農業経済に関する知識の乏しさ，現代の経済社会への理解不足などを，毎回思い知らされるばかりであった．しかし，そこで指摘された

あ と が き

1つひとつが染み込み自分の糧となって，今の自分の研究に生きている．先生からは，折に触れて理論，実態，統計をバランスよく知ることが実証分析を続けていく上で重要であると教えて頂いた．この姿勢をこれからも守っていきたい．

生源寺眞一先生は現在の私の上司であるが，大学院時代から今に至るまでご指導いただいてきた．日々，先生の論理的思考力，適格な洞察力，そして卓越した文章力を目の当たりにして，研究者，教育者としての目標にさせていただいている．

故増田萬孝先生には，研究者となるきっかけをつくっていただいた．すでに鬼籍に入られてしまい，本書をお見せできないことが残念でならない．

最後になったが，研究の道に進むことを黙って見守ってくれた私の父と母に感謝しつつ，本書を捧げたい．

2004年1月

中 嶋 康 博

索　引

[欧文]

ANIMO　92
BRC　99
BSE（牛海綿状脳症）　56, 61, 69, 75, 82, 84, 105, 110, 113, 139-162
CIES　100
EU 市場統合　67
EU 食品法　71, 74
EUREPGAP　99
GATT（貿易及び関税に関する一般協定）　57
GFSI　100
HACCP（危害分析・重要管理点）　37, 49, 53, 95, 100, 122, 136, 195-224
HSE 規制　49
ISO（国際標準化機構）　53, 85, 98, 101, 199
JAS（日本農林規格）　55, 108, 117, 123
NE 165　50
O-157　39, 48, 97, 105, 109, 113, 219
PHARE　85
SPS 協定　58, 72, 121
SPS 措置　57
TBT 協定　57, 72
TSE（伝染性海綿状脳症）　74, 75
WTO（世界貿易機関）　57, 72

[あ行]

アキ・コミュノテール　84
アレルギー物質　32
閾値　45
異常プリオン　142
1 日許容摂取量（ADI）　34, 132

一般衛生管理事項（PP）　196
遺伝子組換え（GM）　32, 44, 74, 76, 77, 123
牛追跡システム（CTS）　145, 161
衛生パッケージ　94
欧州委員会　51, 61, 68, 73, 78, 87
欧州食品安全機関（EFSA）　78-85

[か行]

開示過程モデル　54
海綿状脳症諮問委員会（SEAC）　143
科学委員会　82
確実同値額　186
家計内生産関数　26
仮想状況評価法（CVM）　47
家畜衛生公社（GD）　97
管理基準（CL）　196, 207
機械式削除肉（MRM）　154
機会主義　188
危害同定　204
危害特性　204
危害分析（HA）　196
危険回避者　186
危険回避度　34, 38
危険特性　205
規制影響評価（RIA）　48
期待効用　34, 46
共同購入　165
車の両輪　9
クロイツフェルト・ヤコブ病（vCJD）　143
経験財　30, 48, 54, 132
系統処分　145
欠陥責任　135

索　引

健康・消費者保護総局（DG SANCO）
　　70, 81, 89
原産地表示　123
限定合理性　37
厚生労働省　52
公的検疫　90-93
コーデックス委員会　58, 121, 223
コーホート　9, 144
国際獣疫事務局（OIE）　58, 139
国際植物防疫条約（IPPC）　58
国際的すり合わせ　65
コンジョイント分析　47

[さ行]

催奇性　32
最大無作用量（NOEL）　34
最大無作用量　132
参加制約　189
産業組織　14
産業連関表　11
サンクコスト　187
30カ月齢対策（OTMS）　143, 146, 159-161
産消提携　192
参照点　113
産直3原則　164, 171
3点セット　111
残留農薬　32, 77, 175
市場の失敗　48
支払意思額　46, 183, 200
習慣形成　9
重要管理点（CCP）　196
仕様規格　53
消費者の権利　28
消費者保護　28
情報外部性　125
情報の不完全性　27-32, 47, 53, 61
情報の偏在　167, 179
食行動　24
食中毒　30, 44, 106
食肉衛生局（HMS）　143

食の外部化　24-26
食品安全基本法　124
食品安全白書　73, 93
食品衛生安全庁（AFFSA）　153
食品衛生法　51, 55, 115, 119
食品家畜衛生事務所（FVO）　70, 84, 92
食品基準庁（FSA）　143, 159
食品法　51
食品法一般原則　79
食品法緑書　71
人畜共通疾病　124
人的資本　46, 205
信用財　32, 48, 54, 136
推定規定　135
スターリンク　105
製造物責任法（PL法）　54-55, 72, 119, 133-134, 199
成長ホルモン　60
制度寡占　19
性能規格　53
ゼロリスク　65
選別処分　144
相応性の原則　59
早期警戒システム　83
総合食品法　79

[た行]

第三者認証　192
卓越性　78
単一欧州議定書　67
探索財　30, 48, 54, 131
中東欧加盟　84
データベース輸出措置　147-148
適合性評価　90, 212
適正製造規範（GMP）　86, 100, 197
適正農業規範（GAP）　86, 96, 100
適正流通規範（GDP）　100
デミニマス　65
統合連鎖型統治（IKB）　98
透明性　70
特性空間　26

特定牛内蔵物（SBO） 142, 152
特定危険部位 147
特定JAS 123
特別栽培品 185
独立性 78
取引費用 194
トレーサビリティ 37, 56, 73, 112, 154, 180
トレーシング 155
トレースバック 155

［な行］

内部告発 110
中食産業 17, 212
肉牛移動局（BCMS） 145
ニューアプローチ 90
認証制度 53, 200
認知可能性 45, 47, 166
認定試験所（STERLAB） 98
農場から食卓まで 63, 95, 125
農村支払庁 145
農林水産省 52

［は行］

暴露量 45, 204
パスポート 56, 145, 154
パターナリスティック 49
パブリック・ドメイン 131
ヒットエンドラン戦略 119
ヒューリスティックス 41
病気費用 47, 205
標準衛生管理手順（SSOP） 197
評判 31, 132
費用便益 48, 62, 205
品質表示基準制度 117, 124
フィードチェーン 146
フィレンツェ合意 144

フードシステム 10, 23, 37, 140
フードチェーン 73, 94, 205
不当行為法 55
プライベートブランド 56, 178
フランス国産牛（VBF） 155
フリーライダー 38
プリンシパル・エージェント 131
プロスペクト理論 41
ヘドニック・アプローチ 46
ヘドニック価格 208
法の経済学 55
ホーム・ミール・リプレイスメント（HMR） 40
補完性の原則 68, 86, 91

［ま行］

マーストリヒト条約 61, 68
まぜもの 52, 114
ミール・ソリューション（MS） 40
民法 54, 133
無過失責任 134, 199
目標規格 53, 132
モラルハザード 36

［や行］

誘因制約 189
有機JAS 123, 192
予想損失アプローチ 35
予防原則 61, 73, 137, 144

［ら行］

ラベルルージュ 158
リスク管理 59, 124
リスク・コミュニケーション 59, 124
リスク評価 59, 124, 204
リスク分析 59, 69, 73, 81, 124, 204

著者紹介

なかしまやすひろ
中嶋康博

1959年埼玉県生まれ．東京大学大学院農学系研究科博士課程修了（農学博士）．東京大学農学部助手を経て，現在，同大学院農学生命科学研究科助教授．専門は，農業経済学，フードシステム論．

［主要著作］
荏開津・樋口編『アグリビジネスの産業組織』（共著）東京大学出版会，1995年．奥野・本間編『農業問題の経済分析』（共著）日本経済新聞社，1998年．シェルツ，ダフト『アメリカのフードシステム』（共監訳）日本経済評論社，1996年．

食品安全問題の経済分析

2004年2月25日 第1刷発行

著　者　中　嶋　康　博
発行者　栗　原　哲　也
発行所　株式会社 日本経済評論社
〒101-0051 東京都千代田区神田神保町3-2
電話 03-3230-1661　FAX 03-3265-2993
振替 00130-3-157198

装丁＊鈴木弘　　　　　　中央印刷・協栄製本

落丁本・乱丁本はお取替えいたします　Printed in Japan
© NAKASHIMA Yasuhiro 2004

Ⓡ〈日本複写権センター委託出版物〉
本書の全部または一部を無断で複写複製（コピー）することは，著作権法上での例外を除き，禁じられています．本書からの複写を希望される場合は，日本複写権センター（03-3401-2382）にご連絡ください．

食品安全問題の経済分析（オンデマンド版）

2005年4月5日　発行

著　者　　中嶋　康博
発行者　　栗原　哲也
発行所　　株式会社 日本経済評論社
　　　　　〒101-0051　東京都千代田区神田神保町3-2
　　　　　　電話 03-3230-1661　FAX 03-3265-2993
　　　　　　E-mail: nikkeihy@js7.so-net.ne.jp
　　　　　　URL: http://www.nikkeihyo.co.jp/

印刷・製本　株式会社　デジタルパブリッシングサービス
　　　　　　URL: http://www.d-pub.co.jp/

AC610

乱丁落丁はお取替えいたします。　　Printed in Japan
　　　　　　　　　　　　　　　　ISBN4-8188-1636-1

®〈日本複写権センター委託出版物〉
本書の全部または一部を無断で複写複製（コピー）することは、著作権法上での例外を除き、禁じられています。本書からの複写を希望される場合は、日本複写権センター（03-3401-2382）にご連絡ください。